中医师承学堂

六经辨证临床之路

鲍艳举　花宝金　著

中国中医药出版社

·北　京·

图书在版编目（CIP）数据

六经辨证临床之路 / 鲍艳举，花宝金著 . —北京：中国中医药出版社，
2019.4（2023.12重印）

（中医师承学堂）

ISBN 978 - 7 - 5132 - 2262 - 4

Ⅰ . ①六… Ⅱ . ①鲍… ②花… Ⅲ . ①六经辨证 Ⅳ . ① R241.5

中国版本图书馆 CIP 数据核字（2019）第 034558 号

中国中医药出版社出版

北京经济技术开发区科创十三街 31 号院二区 8 号楼

邮政编码 100176

传真 010-64405721

河北省武强县画业有限责任公司印刷

各地新华书店经销

开本 710×1000 1/16 印张 10 字数 90 千字

2019 年 4 月第 1 版 2023 年 12 月第 4 次印刷

书号 ISBN 978 - 7 - 5132 - 2262 - 4

定价 49.00 元

网址 www.cptcm.com

服 务 热 线 010-64405510

购 书 热 线 010-89535836

维 权 打 假 010-64405753

微信服务号 zgzyycbs

微商城网址 https://kdt.im/LIdUGr

官 方 微 博 http://e.weibo.com/cptcm

天猫旗舰店网址 https://zgzyycbs.tmall.com

如有印装质量问题请与本社出版部联系（010-64405510）

自　序

　　《伤寒杂病论》距离现代已经将近两千年了，医圣张仲景所创立的六经辨证体系，历代医家无论用或不用，均无人能小觑。

　　我们用当代李可老中医的话来形容仲景学说：读古人医案，常有"覆杯而愈""效如桴鼓"之描述，一经临证，乃深信经方确有神奇功效。伤寒六经之法，统病机而执万病之牛耳，则万病无所遁形。"病"可以有千种万种，但病机则不出六经八纲之范畴。正是《内经》"知其要者，一言而终"的明训，执简驭繁，万病一理。临证之际，不必在"病名"上钻牛角尖，不但不考虑西医的病名，连中医的病名也无须深究。胸中不存一丝先入为主之偏见，头脑空明灵动，据四诊八纲以识主证，析证候以明病机，按病机立法、遣方、用药，如此，虽不能尽愈诸病，庶可以见病知源，少犯错误。仲景学说是中医的灵魂，也是破解世界性医学难题的一把金钥匙。"难症痼疾，师法仲景"是我一生的座右铭，愿与青年中医共勉。

医圣仲景所创的《伤寒杂病论》，是中医医学集大成之扛鼎之作，是中医学不朽的里程碑，其包含理、法、方、药、脉、证、病、外感、内伤、杂病等，在书中所述条文言简意赅且包罗万象，中医由此而成为一门完整的医学体系。正是由于医圣仲景这面大旗，中医的各个流派，以及民间的各种中医手段、技法才得以在千百年来的战火、灾乱、饥荒、山河破碎中顽强传承下来，并且汇成精彩纷呈、不被湮灭的中医薪火。

但是，我们也应该认识到医圣仲景之书的文辞深奥、古语行文、字简意略，就像是意蕴深厚、境界高妙的国画艺术品，多有大篇的"留白"，即不着笔墨的空白和空间。条文中还有不少的省文（仲景常常在此省略，如果不通篇联想和印证，很难弄懂此处所示所指）、倒装句、插入笔法等。再加上经过多代人传抄，甚至可能有些医家根据自己的理解和经验进行过一些删改、添加以及前后顺序的挪动。如胡希恕在讲解《伤寒杂病论》时，也找到了多处疑似后人添加删改而造成的错误。而现在流行于世的《伤寒杂病论》版本，也许并非是仲景原汁原味版的《伤寒杂病论》。但是，认真阅读这本书，可以看到书中让人如梦初醒的点睛之笔，都散布在一些看似不经意的条文之中，其中的理论精髓，需要下很深的阅读功夫，在整部《伤寒杂病论》中，以前后相关条文互勘的方法来发掘整理。

由于以上原因，很容易让现代的初学者懵懵懂懂，甚至摸不着头脑。更由于近百年来的西医理论、病名、诊断治疗手段以及西医对疾病的语法表述习惯，使人们形成了一定的思维定式。因此，现代的中医学子们在理解、消化这部经典时，很容易陷入迷茫，无法学以致用。

市面上注解《伤寒杂病论》这本经典著作的书籍汗牛充栋，多是在一方一法和文字上下工夫，很少从六经辨证整个体系着手，以起到提纲挈领的效果。应结合现代人的思维方式，把医圣张仲景六经辨证体系的"留白"填补和提炼出来，以通俗易懂的语言文字呈现给大家。想要学习经方，我以为必须弄通弄懂六经辨证、望闻问切后，要知道患者是哪一经、哪两经甚至哪三经出了问题，以及各经病的先后主次。然后是八纲（阴、阳、表、里、寒、热、虚、实）归属，当然包括八纲细化的病机（气滞、气虚、血虚、血瘀、痰饮、水湿、食积、津液虚、阳虚、阴虚）、证机。最后辨方证、药证，采用单方、组方或合方的方式遣方用药，以达到见病知源、药到病除的最佳效果。

伤寒论六经辨证提纲言简意赅：太阳之为病，脉浮、头项强痛而恶寒；阳明之为病，胃家实（一作寒）是也；少阳之为病，口苦、咽干、目眩也；太阴之为病，腹满而吐，食不下，自利益甚，时腹自痛，若下之，必胸下结硬；少阴之为病，脉微细，但欲寐也；厥阴之为病，消渴，气上撞心，心中疼热，饥而不欲食，食则吐蛔，下之利不止。

面对医圣张仲景千百年来毋庸置疑的六经辨证提纲，让如今的中医学子们去对照现代人各种各样的疾病，常常会让学生感到无所适从。习惯了西医的病名以及西医的语言方式，有没有一种浅显易懂的六经辨证理论，能够把仲景高妙境界的六经辨证"留白"用现代人熟悉的语言提炼出来，便成了我多年来临证思考想要解决的问题。结果经过多年的临床和思考，逐渐整理出这样的六经辨证标准和体系。

太阳病的诊断标准：①恶寒、恶风；②脉浮；③头痛、身痛、腰痛、周身关节疼痛或活动不利；④眼睑及面部浮肿；⑤身痒，皮肤粗糙，或有渗出物（湿疹、麻疹）。

阳明病的诊断标准：①口干；②脉滑或数；③大便干。

少阳病的诊断标准：①口苦；②往来寒热、胸胁苦满、默默不欲饮食、心烦喜呕；③诸孔窍疾患，如眼、耳、鼻、头、咽；④脉弦。

太阴病的诊断标准：①大便偏稀；②胃脘部胀满；③畏寒、肢冷、疼痛；④脉沉弱无力。

少阴病的诊断标准：①脉沉细无力；②恶寒、恶风，汗出，低热或无低热；③周身关节疼痛；④鼻塞、流涕。

厥阴病的诊断标准：有里证的热证，包括里实热、痰热、湿热、瘀热、水热互结证，以及半表半里热性证；同时又有里的虚寒、水湿、实寒、血虚、气虚、阳虚证。

当然，见到上面的各种症状，还不能就认定是某一经证的问题，必须结合脉象、舌象以及各种其他症状进行综合辨证，去伪存真，分析筛查，确定是一个经证还是两个经证或三个经证合病。如果有合病，主证在哪个经证，是分而治之走一步看三步，还是同时治疗。这是一个长期的学习和实践过程。

在望闻问切中，见到一派虚寒之象能不能否定里实热的存在？见到一派烘热之象能不能否定有里虚寒的存在？体弱之象的人能不能用大黄？胃寒之象的人能不能用生石膏？生石膏、附子能不能在一张处方里出现？吴茱萸、生石膏能不能在一张处方里出现？脉沉会不会有太阳表证？除了少阴病，其他经证会不会出现脉微细？脉沉细弱会不会有阳明腑实证？所有这些"留白"必须具体情况具体分析。正如李可老先生说的："胸中不存一丝先入为主之偏见，头脑空明灵动，据四诊八纲以识主证，析证候以明病机，按病机立法、遣方、用药，如此，虽不能尽愈诸病，庶可以见病知源，少犯错误。"

初学这个六经辨证体系，最好养成以下五个习惯或者按照以下五个步骤来临证。

1.问诊时要把六经辨证的标准在头脑中都过一遍。不能靠患者自己说一句胃不舒服就去往阳明病或太阴病上去靠,要问问患者没有说出来的各种症状,比如食纳、二便、睡眠、恶寒恶风、口干口苦口渴、气力汗出等情况。

2.望诊时看清楚患者舌质、舌苔、面色、神态、语态。

3.认真号脉,从脉象大致确定患者症状的寒、热、温、凉、表、里、虚、实状态,对照患者问诊时的表述,去伪存真,抓住病机所在。

4.通过望闻问切,进行六经辨证,确定患者属于哪一经证的问题,还是哪几个经证的问题。是单一经证病变,还是两个或多个经证的合病、并病,抓住主证和主要经证,确定是先治单经病症,还是两经、三经同治,是"走一步看三步"还是"一步到位"。

5.辨方证、药证。选择最适合的方剂,或单方或合方,都要根据患者实际情况确定每味药的药量,有些情况下还要加上合适的"专药"。

这五个习惯和步骤的养成,对初学者来说非常重要,因为好的习惯一定会有好的收获和结果。

阅读本书,除了熟记六经辨证提纲和各经证的诊断标准,还要结合书中列举的大量医案来理解这个辨证体系,并与《伤寒杂病论》的六经辨证提纲以及书中方证的适应证衔接和互参。通过本书,希望初学者能够较快找到中医入门的感觉，都说中医难学，如果不掌握一套通俗易懂的辨证体系，总是在一方一法上打转转，看看这本书讲得不错，那本书讲得也挺深刻，多少年来都在猴子掰玉米，掰一个丢一个。看病开方，有效果也不知道为什么有效，没有效果也不知道问题出在哪儿，下一步该怎么辨证。而熟练掌握了这套六经辨证体系，你就会心中有底，面对患者，通过望闻问切，就知道能不能治，上手后效果不明显，还可以马上根据完整的体系来重新调整辨证思路。简要来说，先辨六经，再辨八纲（病机），后辨方证。六经与病机完全对应。

如果把中医比作一棵大树，体系就是树干，不经过树干，学习中医，很难收获果实。

患者或许也可以通过本书明白自己的问题大概出在哪儿，应该怎样向医生表述自己的症状，应该找什么样的中医来给自己遣方用药。如果能达到这样的效果，作者会欣慰自己的笔耕在墙里墙外都能发芽抽枝开花。

推出这本书，也期待与同道们相互交流，也许这个六经辨证新思维还有瑕疵和错漏，希望在以后的相互交流及临床实践中，能使这个六经辨证体系更加成熟、完备、易懂易上手。中医要传承要发展要创新，让我们大家共同来思考中医、相信中医、选择中医；中医的振兴需要一代代中医人士不懈的努力，让我们携起手来为中医这座大厦增砖添瓦！

最后，要特别交代的是：从踏入中医殿堂以来，笔者陆续坚持跟随著名中医临床家抄方、学习，先后师承花宝金、冯世纶、张磊、高雨等中医名家。其中，笔者在经方领域，尤其得益于经方家冯世纶和张磊老师的倾囊相授和悉心教导。笔者的博士生导师花宝金教授一直鼓励自己"转益多师是吾师"，并对本书给出了高屋建瓴的诸多指导。若读者有所收获，首先要感谢本书的联合作者花宝金教授。当然，本书由本人具体执笔，尤其是"我的思考"和"笔者医案"部分。若有不足之处，笔者文责自负。

鲍艳举

2019 年 1 月 18 日于

中国中医科学院广安门医院

目 录

一、太阳病辨证指南 …………………………………… 001

（一）太阳病的重要性，什么是太阳病 …………………… 002

（二）从刘渡舟的医案看太阳病 …………………… 006

    1. 刘老病案解析 …………………… 006

    2. 我来独立诊疗此案例 …………………… 007

    3. 两种思路对比 …………………… 008

（三）三阳合病的治则 …………………… 009

    1. 三阳合病，治从少阳 …………………… 009

    2. 三阳合病，治从阳明 …………………… 010

    3. 三阳合病，治从太阳、少阳 …………………… 010

    4. 三阳合病，治从少阳、阳明 …………………… 010

    5. 三阳合病，治从太阳阳明 …………………… 011

　　　6. 三阳合病，三阳合治 ⋯⋯⋯⋯⋯⋯⋯ 012

　（四）太阳病和相关经证医案 ⋯⋯⋯⋯⋯ 012

　（五）太阳病的诊断标准 ⋯⋯⋯⋯⋯⋯⋯ 019

　　　1. 恶寒、恶风 ⋯⋯⋯⋯⋯⋯⋯⋯⋯ 020

　　　2. 脉浮 ⋯⋯⋯⋯⋯⋯⋯⋯⋯⋯⋯⋯ 028

　　　3. 疼痛 ⋯⋯⋯⋯⋯⋯⋯⋯⋯⋯⋯⋯ 028

　　　4. 眼睑及面部浮肿 ⋯⋯⋯⋯⋯⋯⋯ 029

　　　5. 身痒、皮肤粗糙，以及面部、全身痤疮 ⋯ 029

二、阳明病辨证指南 ⋯⋯⋯⋯⋯⋯⋯⋯⋯⋯ 032

　（一）阳明病的再认识 ⋯⋯⋯⋯⋯⋯⋯⋯ 032

　（二）阳明病的定义 ⋯⋯⋯⋯⋯⋯⋯⋯⋯ 035

　（三）阳明病的诊断标准 ⋯⋯⋯⋯⋯⋯⋯ 043

　　　1. 口干 ⋯⋯⋯⋯⋯⋯⋯⋯⋯⋯⋯⋯ 044

　　　2. 脉滑或数 ⋯⋯⋯⋯⋯⋯⋯⋯⋯⋯ 044

　　　3. 大便干 ⋯⋯⋯⋯⋯⋯⋯⋯⋯⋯⋯ 048

　（四）阳明病的临床运用 ⋯⋯⋯⋯⋯⋯⋯ 053

三、少阳病辨证指南 ⋯⋯⋯⋯⋯⋯⋯⋯⋯⋯ 061

　（一）从《伤寒论》的原文看少阳病的实质 ⋯⋯ 062

　（二）少阳病的诊断标准 ⋯⋯⋯⋯⋯⋯⋯ 067

　　　1. 口苦 ⋯⋯⋯⋯⋯⋯⋯⋯⋯⋯⋯⋯ 067

2. 往来寒热，胸胁苦满，默默不欲饮食，

　心烦喜呕 ·· 070

3. 诸孔窍疾病，如眼、耳、鼻、头、咽 ······· 084

4. 脉弦 ··· 088

四、太阴病辨证指南 ···································· 095

（一）太阴病的定义 ···························· 095

（二）太阴病的诊断标准 ······················ 099

1. 大便偏稀（稀溏） ······················· 099

2. 胃脘部胀满 ································ 106

3. 畏寒、肢冷、疼痛 ······················· 110

4. 脉沉弱无力（关脉沉细重按无力） ······· 112

（三）太阴病的临床运用 ······················ 113

五、少阴病辨证指南 ···································· 117

（一）少阴病的实质 ···························· 117

（二）少阴病和太阴病的治疗有何区别 ········ 119

（三）少阴病的诊断标准 ······················ 119

1. 脉沉细无力 ································ 120

2. 恶寒、恶风，汗出，低热或无低热 ········ 121

3. 周身关节疼痛 ····························· 124

4. 鼻塞、流涕 ································ 130

六、厥阴病辨证指南 ⋯⋯⋯⋯⋯⋯⋯⋯⋯⋯ 133

（一）厥阴病为什么难辨？ ⋯⋯⋯⋯⋯⋯⋯ 133

（二）对厥阴病上热下寒、寒热错杂的再认识 ⋯⋯ 136

（三）厥阴病的诊断标准 ⋯⋯⋯⋯⋯⋯⋯ 138

（四）厥阴病的临床诊治案例 ⋯⋯⋯⋯⋯⋯ 138

（五）小结 ⋯⋯⋯⋯⋯⋯⋯⋯⋯⋯⋯⋯⋯ 143

一、太阳病辨证指南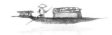

　　自从学医以来，我总有一些百思不得其解的困惑，太阳病让我困惑了很长时间。以前提到太阳病，我就知道《伤寒论》第一条："太阳之为病，脉浮，头项强痛而恶寒。"感觉太阳病大多都是外感病的范畴。后来接触到了一些患者，有太阳病的表现，比如恶寒、发热、头痛、身体痛等症状，但是按照太阳病的治法效果却不好，有些病例反而加重了。有时候读一些医案，我感觉医案中的患者明明是内伤病，没有很明显太阳病的表现，但是医案的作者用了一些疏风解表药，效果也是不错的。所以这些貌似矛盾的现象一直困扰着我，令我百思不得其解。后来经过不断的理论探索与临床实践，我才逐渐对太阳病的内涵和外延有了全新的认识。

　　从学医的第一天开始，我就有一个梦想，那就是什么时候能够治疗一个发烧的患者，"一剂知，二剂已"，服药

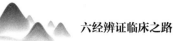

后"汗出热退身凉"，多么过瘾。

上学期间，我也确实看过几个发烧的病人，有治好的病例，当时令我感到异常兴奋，只不过这些病例都是零散偶然的，没有系统治疗过，对于发烧的患者，还是不能有确切的把握。2009年硕士毕业，我留在了广安门医院发热门诊工作，当时就想好好用中医特别是经方治疗一下发热，看看效果怎样。

当时发热门诊的其他大夫用中药治疗发热的不多，大多都是抗生素合退烧药，有时候再用上中成药和院内制剂的中药，而自己开处方治疗发热的大夫较少。所以我用中药治疗发热就比较慎重，更多的是紧张感，心里也没有底。所以每个开方的发热患者，我都留下他们的电话，同时也把自己的电话留给他们，如果有什么问题可以随时联系我，我也可以随访他们，以便观察中药治疗发热的效果。经过一个月的随访，我心里大概就有底了。

（一）太阳病的重要性，什么是太阳病

经过我开方治疗过的发热患者，配合一些常规的治疗，退烧率至少有80%，没有退烧的患者中，大部分是没有掌握住熬药和服完药后调理的方法。本来我在发热门诊治疗的应该是外感病，但是随着我在发热门诊的门诊量逐渐增

加，从 20 多个直至 80 多个，有时候一整天的门诊量有 120 多个，这些患者中大部分已经不是外感病了，而是内伤病。因为很多患者感觉我给他们开中药退烧的效果不错，退烧以后就继续调理身体的其他问题，这样一来，患者群和门诊量就越来越大了。所以，外感病和内伤病有非常紧密的联系，治疗外感病其实也是在治疗内伤病。有了在发热门诊的这些经历，我逐渐对太阳病有了全新的认识。为了更好地阐释太阳病，我就先从以下几个医案谈一下太阳病的重要性，以及什么是太阳病。

【**笔者医案 1**】刘某，女，58 岁。主诉：发热 1 月余。1 月前，患者照看孙子，情绪急躁，加之劳累，出现咽痛、口干等症状，受凉后出现发热、咳嗽，就诊于某三甲医院急诊，行血常规检查示：WBC $12.5×10^9$/L，N% 86.2%，L% 5.7%，余正常。胸部正侧位片示：右下肺炎。在急诊输了 7 天利复星，10 天头孢唑肟，仍低热不退，每天下午高热，最高达 38.5℃，服用退烧药后烧退，几个小时后又发热。这样反复发热 1 月余。后来家属建议中西医结合治疗，遂来我院发热门诊就诊。刻下症见：定时下午发热，体温最高至 38.5℃，轻度恶寒，口干口苦，咽干，偶有咳嗽，咳黄痰，大便偏干，1～2 日一行，纳差，眠差，舌苔黄腻，脉弦滑有力，略有浮象。

接诊大夫开的方子是小柴胡汤，加上了板蓝根、连翘、瓜蒌等清热化痰之品，吃了7剂药，咳嗽较前缓解，但患者仍发热，故又来发热门诊就诊，当时正好是我的门诊。我看了一下上次大夫开的方子，感觉开的方子不错，为什么效果不好呢？我想可能还是辨证上有点问题。于是，我又重新搜集了一下患者的整体症状。

刻下症见：仍旧定时下午发热，体温最高至38.5℃，轻度恶寒，周身酸痛，口干口苦，咽干，偶有咳嗽，咳黄痰，大便偏干，一日一行，纳差，眠差，舌苔黄腻，脉弦滑有力，且仍有浮象。

我对患者进行了重新辨证，患者定时下午发热，轻度恶寒，可以考虑为太阳病，亦可以考虑为寒热往来之少阳病。但仅从"定时下午发热，轻度恶寒"我们不能确切地判断是太阳病还是少阳病，需要结合患者的其他症状。

患者脉象略浮，周身酸痛，故考虑"定时下午发热，轻度恶寒"有太阳病的一部分原因。患者口干口苦，咽干，脉弦滑有力，纳差，加上患者病程日久，外邪传入少阳病的可能性非常大，故考虑"定时下午发热，轻度恶寒"亦有少阳病的一部分原因。

中医辨证就是这样，有时候需要"但见一症便是"，更多时候需要综合分析，前后对照，才能得出可靠的辨证。

患者偶有咳嗽，咳黄痰，口干，大便偏干，一日一行，舌苔黄腻，脉滑有力，考虑为痰热内蕴之阳明病。

眠差一症，不是辨证的关键症状，因为任何一经出现问题都可以引起眠差，所以，这里的眠差可能是三经的病症共同造成的。

综合分析，该患者辨证为太阳少阳阳明三阳合病，治疗上，我就在上诊大夫处方的基础上加入麻杏石甘汤。

柴胡 25g，黄芩 10g，清半夏 10g，党参 10g，生甘草 8g，生姜 10g，大枣 10g，桔梗 20g，连翘 20g，瓜蒌 15g，板蓝根 20g，生麻黄 8g，杏仁 10g，生石膏 45g。7 剂，水煎服，日 1 剂。

结果：患者服完 3 剂后，口干口苦大减，恶寒、周身酸痛消失，下午发热未再超过 38℃，纳食增加，大便通畅，一日一行。继服 4 剂，发热未再发生，咳嗽大减，纳食增，口干口苦大减，二便调。

该患者本是太阳少阳阳明三阳合病，上诊大夫辨证出了少阳阳明合病，用了小柴胡汤合清热化痰之药，也类似于用了针对少阳阳明合病的药，但恰恰忽略了太阳病的用药。

这里可能有几种情况：①患者病程较长，发热已 1 月余，凭感觉太阳病的初期阶段是不大可能存在；②患者少阳阳明合病的症状较重，假如合上治疗太阳病的辛温之药，担心会加重患者少阳阳明合病的症状；③上诊大夫可能对太阳病的辨证不熟悉，没有辨出太阳病。

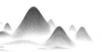
总之，该患者三阳合病非常明显，上诊大夫治疗上没有考虑到太阳病的存在，没有用治疗太阳病的药物，导致患者发热不退。

（二）从刘渡舟的医案看太阳病

【刘渡舟医案1】赵某，男，28岁，为住院患者。患病毒性感冒，发高热持续不退，体温39.6℃，并与恶寒交替出现，类似疟证。特邀刘老会诊。仔细询问得知，患者夜晚发热更甚，身疼痛无汗，头痛，眩晕，口苦，咽干口渴，呕恶不欲食，胸胁满闷，视其舌红而苔黄，切脉则弦数。

1. 刘老病案解析

刘老考虑患者寒热往来为邪在少阳。少阳居于半表半里之间，为三阳之枢机。伤寒，邪传少阳，正邪交争，正胜则热，邪胜则寒，故见发热与恶寒交替出现，更有口苦、咽干、眩晕、胸胁满闷、呕恶不欲食等症，则断为少阳病无疑。

口渴苔黄，为阳明病里热。其身痛、无汗之症，为邪热壅盛，气机不利所致。

刘老辨为邪客少阳之半表半里证，正拒邪入则发热，邪进正退则恶寒，正邪交争所以往来寒热而如疟。然口渴苔黄反映少阳与阳明并病。当和解少阳，兼清阳明之热。

治疗以和解少阳,斡旋气机为主,兼以清解气分热毒。

处方:小柴胡汤加生石膏、连翘、板蓝根、玄参、桔梗、枳壳。

方以小柴胡汤和解少阳枢机,恢复肝胆出入之机转,从而扶正祛邪。枳壳、桔梗,一降一升,斡旋上下。石膏、连翘、板蓝根、玄参,清气分之热毒,透邪外出。

柴胡 16g,半夏 14g,党参 6g,炙甘草 6g,黄芩 10g,生姜 8g,大枣 7 枚,枳壳 10g,桔梗 10g,生石膏 30g,连翘 10g,板蓝根 16g,玄参 14g。

结果:患者服药 3 剂,汗出热退,体温降至 38℃,又服 2 剂,寒热不发,脉静身凉而病愈。

2. 我来独立诊疗此案例

该患者初诊时症见发热与恶寒交替出现,夜晚发热更甚,身疼痛无汗,头痛,眩晕,口苦,咽干口渴,呕恶不欲食,胸胁满闷,舌红而苔黄,脉弦数。

考虑患者发热与恶寒交替出现,口苦、咽干、眩晕、呕恶不欲食、胸胁满闷、脉弦,为少阳病,可予小柴胡汤和解少阳。发热、恶寒、身疼痛无汗、头痛,考虑为太阳伤寒表实证。口渴、舌红苔黄、脉数,考虑为里实热之阳明病。

综合辨证为三阳合病,可予小柴胡汤合葛根汤、白虎汤。

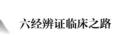

或许有人会问：该患者为三阳合病，可以用小柴胡汤合麻杏石甘汤吗？

小柴胡汤合麻杏石甘汤亦可治疗三阳合病，小柴胡汤的运用是没问题的，但对于该患者的太阳阳明合病是否应该用麻杏石甘汤呢？我认为葛根汤合白虎汤与麻杏石甘汤均可以治疗太阳阳明合病，但对于该患者太阳阳明合病的症状来说，用葛根汤合白虎汤可能更好一点。因为该患者发热、恶寒、身疼痛无汗、头痛等太阳表实证比较明显，应该用葛根汤解表发汗比较妥当，而麻杏石甘汤中单用麻黄解表作用略弱，且麻杏石甘汤侧重于治疗里热上冲所致的发热、咳喘，而该患者无咳喘，无汗出。

3. 两种思路对比

反观刘渡舟老师的治疗经过，有人会问：刘老辨证为少阳太阳合病，而且用小柴胡汤加生石膏、连翘、板蓝根、玄参、桔梗、枳壳已治愈了，您却辨证为太阳少阳阳明三阳合病，你们二者辨证有何不同？

首先，我和刘老均辨证出了少阳阳明合病，唯一不同的是太阳病的辨证。那么该患者是否真有太阳病的存在呢？根据患者发热、恶寒、身疼痛无汗、头痛的症状，太阳病应该确诊无疑，因此，刘老在辨证时忽略了太阳病的辨证。

有人又会问：既然刘老忽略了太阳病，那为什么刘老用小柴胡汤加生石膏、连翘、板蓝根、玄参、桔梗、枳壳还能治愈该患者呢？

我认为这个问题就要考虑到《伤寒论》三阳合病的治疗原则了，对于三阳合病的治疗，《伤寒论》中提出了一个治则，即治从少阳。《伤寒论》第99条："伤寒四五日，身热、恶风、颈项强、胁下满，手足温而渴者，小柴胡汤主之。"发热恶风为太阳病未解。脖子两侧为颈，后则为项，颈强属少阳，项强属太阳，胁下满为少阳柴胡证。手足温而渴者属阳明。此为三阳合病，可予小柴胡汤。但这仅是三阳合病治则中的一种，在临床实践中还有很多种方法，只不过这些方法我们熟用而不知而已。

（三）三阳合病的治则

1. 三阳合病，治从少阳

临床上常见到有发热、恶寒、恶风、身痛、无汗等症状的太阳病，又有口干、舌红等症状的阳明病，还有口苦、咽痛、咽干等症状的少阳病，有些人严格遵从《伤寒论》原文，单用小柴胡汤也有取效的机会，但这个绝对不是常法。假如患者有发热、无汗、身疼痛等太阳病的症状，但口渴、便干、舌红、苔黄等阳明病的症状更为严重的话，单用小柴胡汤恐怕是不能治愈疾病的。

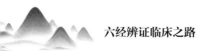
2. 三阳合病，治从阳明

我们在临床上也会见到一些痈疽、疔疮的患者，患者既有口干苦、咽痛、口渴、疔疮红肿热痛、舌红、苔黄等少阳阳明合病，又有轻微的发热、恶风、身微痛等太阳病，有些医者直接用五味消毒饮、四妙勇安汤等所谓的清热解毒之剂，清解阳明里热，有时一部分患者的太阳病及少阳病亦可治愈，但我们绝对不能把这些偶尔治愈的疾病看成是常规的治法，还要综合辨证，综合治疗，这一点大家务必注意。

3. 三阳合病，治从太阳、少阳

临床上对于三阳合病的患者，若口干渴、舌红等里实热之阳明病比较轻微的话，可予柴胡桂枝汤或小柴胡汤合葛根汤治疗太阳少阳病，里实热之阳明病亦可解决。但这个亦不是常法，假如患者口干渴、大便干、舌红、苔黄等里实热之阳明病比较重的话，单用柴胡桂枝汤或小柴胡汤合葛根汤治疗太阳少阳是不够的，必须同时清里热才能治愈。

4. 三阳合病，治从少阳、阳明

这种治法就如同刘老这个医案，对于这类患者，最好用三阳合治的治法。假如患者发热、恶寒、身痛、无汗等太阳表实证比较明显，单治疗少阳阳明，不用解表药开表的话，有时就很难取效。就如刘老这个医案，本是三阳合病，刘老用小柴胡汤和解少阳，用生石膏、连翘、板蓝根、玄参、桔梗、枳壳清解阳明里热，服用 3 剂后才汗出热退，体温降至 38℃，又服 2 剂，才寒热不发，脉静身凉而病愈。假如刘老在前方的基础上加用葛根汤开表，我估计患者服用 1 剂或 2 剂就会汗出热退而愈。

5. 三阳合病，治从太阳阳明

临床上患者既有太阳病、阳明病，又有口苦、咽痛、咽干等少阳病表现，医者没有辨出少阳病或忽略少阳病，仅治疗太阳病及阳明病，那么太阳、阳明病治愈后，有时少阳病亦可治愈，也有时候少阳病会长期存在。比如，我们经常会遇到高热、无汗、烦躁、口干、咽痛、口苦的患者，医者仅辨证为太阳阳明合病，并没有认识到咽痛、口苦为少阳病，用大青龙汤解表清热，太阳病及阳明病可能会很快解除，这时少阳病亦会解决，但亦有一部分少阳病不能被治愈。还有一些患者，治疗时忽略了少阳病，单治疗太阳阳明，太阳病、阳明病及少阳病三者均不能治愈，这一点大家需注意。我在临床上观察到，有些三阳合病的患者经用解表清里热之法治疗后，虽然患者发热、恶寒等表证能及时解决，但有一部分患者会遗留一些后遗症，比如咽痛、咳嗽以及咽部异物感，有些患者会出现长期的慢性咳嗽，有些患者就此形成口苦一症，长期存在并进一步影响全身机能，主要原因就是少阳病不解所致。

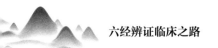

6. 三阳合病，三阳合治

三阳合病，常规的治法即是三阳合治，但为什么会出现上述那么多不同的治法，而且也能治好呢？我认为原因主要是：医者并没有完全辨证出患者三阳经的病，忽略了某一经或两经的病，而这两经的病恰恰也不是很重，故选用上述的某一治法治疗辨证出的某经病，而忽略的某经病亦可解决，但这绝不是常规治法。

三阳合病，临床上常用的方剂有小柴胡汤合麻杏石甘汤，或小柴胡汤合葛根汤加生石膏，或柴葛解肌汤，或小柴胡汤合大青龙汤。

（四）太阳病和相关经证医案

【笔者医案 2】陈某，女，24 岁。主诉：周身湿疹 2 周。2 周前，患者使用某种化妆品后出现周身红疹，瘙痒，部分红疹搔抓后出现渗出，就诊于某三甲中医院皮肤科，治疗14 天后，疗效欠佳，经人介绍，前来诊治。刻下症见：周身红疹，瘙痒，以面部为主，红疹搔抓后出现渗出，纳可，眠差，二便调。舌红，苔薄黄腻，脉沉滑。

当时看完患者的第一印象考虑是瘀热在里，应该以清热凉血为主。

不过，就诊时患者特意把上诊大夫的处方拿过来了，我一看也是一派清热凉血之药。当时想：患者假如是瘀热在里，用上清热凉血的药，应该会有效果的，可为什么患者疗效欠佳呢？可能是辨证不对。

患者目前是皮肤病，病变的部位在表皮，我们在学经方的时候，胡希恕老师曾反复强调："经方的病位不是疾病病变的部位，而是症状反应的部位。"因此，我认为病变在表皮的皮肤病，并不一定都有表证。但是有一种情况，病变在表皮的疾病，时间长了会影响到皮肤的功能，导致类似"营卫不和"的表证。那么，患者周身红疹瘙痒、渗出是否属于类表证的可能？于是我就以该患者为重要的实验对象，暂且考虑为表证，按表证治疗。

对于该患者，我的辨证思路为：患者周身红疹、舌红、苔薄黄腻、脉沉滑，考虑为湿热、瘀热在里之阳明病；患者周身瘙痒、渗出，考虑为太阳病。

故综合辨证为：太阳阳明合病。

处方：消风散合麻杏石甘汤加白鲜皮。

荆芥 10g，防风 10g，蝉蜕 10g，火麻仁 10g，苦参 10g，苍术 10g，知母 10g，生石膏 15g，牛蒡子 10g，通草 10g，当归 10g，生地 10g，炙甘草 5g，生麻黄 5g，杏仁 10g。7 剂，水煎服，日 1 剂。

结果：患者服完 7 剂后，周身未再新发红疹，已发出的红疹逐渐变暗，已无瘙痒、渗出、舌红、苔薄黄。继服 7

剂，已无明显不适感，病告痊愈。

该患者"红疹、瘙痒、渗出、舌红、苔薄黄腻"，初看为瘀热在里，感觉用清热凉血之药应该是有疗效的，但用清热凉血之药确实疗效欠佳。但从患者太阳病表证的思路进行辨证用药，收到了奇效。这也从正反两面印证了太阳病的重要性，还需要深入细致的体悟和实践。

【笔者医案3】王某，女，35岁。主诉：腰痛3月。3月前，患者无明显诱因出现腰酸痛，就诊于某医院中医科，考虑为肾阳虚，给予独活寄生汤等温阳之品，腰痛略有缓解，但仍酸痛，弯腰洗碗、洗头后，腰酸痛，不能马上直立，休息3～5分钟后方能站立行走。患者经人介绍前来诊治，刻下症见：腰酸痛，腰以下轻微恶寒，乏力，口中和，纳可，眠可，小便频数，喝完水即小便，舌淡红，苔薄白，脉沉细无力。

该患者按照常规的辨证，确实有肾阳虚的表现，"腰酸痛，腰以下轻微恶寒，乏力，口中和，小便频数，喝完水即小便，舌淡红，苔薄白，脉沉细无力"，这是一派下焦虚寒的表现。但是患者服完独活寄生汤等温阳药物后疗效欠佳。我在想，假如患者是单纯的肾阳虚证，用独活寄生汤等温阳药之后，应该会有明显疗效的，但为什么疗效欠佳呢？是辨证错误，还是忽略了其他经的病症？

我一下子想到了太阳病，太阳表证有"头痛、身痛、骨节疼痛"的表现，那么这个患者有太阳病的可能吗？患者脉没有浮象，无受凉病史，无恶寒、发热等典型的外感表证，而且病程较长，似乎并无明确的指征支持太阳病的诊断。但是，我总有一种直觉，患者腰酸痛太明显了，而且比较严重，不符合单纯肾阳虚的指征。单纯肾阳虚的腰痛往往比较轻微，而且若患者是单纯的肾阳虚证，用温肾阳的药物应该会有明显的疗效，但事实上并没有明显的效果。因此，我认为患者的腰酸痛除了肾阳虚之太阴病外，还应该有太阳病的存在。

于是当时也没想那么多，就根据直觉辨证患者为太阳太阴合病。

处方：葛根汤合独活寄生汤。

葛根 15g，生麻黄 10g，桂枝 10g，白芍 10g，炙甘草 5g，生姜 10g，大枣 15g，羌活 10g，独活 10g，秦艽 10g，防风 10g，细辛 3g，生地 10g，当归 10g，肉桂 5g，茯苓 30g，杜仲 15g，川牛膝 15g，党参 10g。7 剂，水煎服，日 1 剂。医嘱：嘱患者服完药后，盖被子使周身微汗出，并避免受凉。

结果：患者服完 2 剂后，周身微汗出，顿觉周身轻松，腰痛明显减轻，能做轻微的活动，服完 7 剂后，腰痛大减，已能洗头、洗碗。后又用上方加减调理了 2 周，嘱避免受凉，并坚持锻炼，腰痛消失若无。1 个月后复诊，腰部已无明显疼痛，脉象由沉细无力之脉转为浮取有力之脉。

此医案确为有效的医案，当时患者无明显的表证，我记录此医案亦没有"事后诸葛亮"似的把用葛根汤的指征补上，脉象确实为沉细无力。我辨证为太阳病，用葛根汤，主要是考虑患者腰痛明显，按照常规的辨证，很难做到"一一对应"，确实存在"脉症不符"和"辨证用药不明确"的问题，这也是我对这个医案非常关注的原因。

但这个医案还是很值得玩味的，沉细无力的脉，为什么用葛根汤？为什么配合温阳药效果好而单纯用温阳药疗效欠佳呢？

首先，用葛根汤这个方子，一般情况下会有明确的外感病史，而且有明显的外感病表现，比如恶寒、发热、身体疼痛、脉浮紧等，但这个患者腰酸痛、脉沉细无力，为什么还用葛根汤？主要考虑患者平素体质偏弱，肾阳虚，下焦虚寒，寒湿较重，这时候很容易受凉，由于体质偏弱，即使受凉了，也不会有激烈的"正邪交争"的表现，所以从脉象上很难反映出来，很难表现为浮脉。只有肾阳虚、下焦虚寒改善了，正气充足了，患者太阳病表证的浮脉才能表现出来。结果确实是这样的，患者服完药一个月，腰酸痛、恶寒消失后，脉象由沉细无力转为浮取有力。

其次，肾阳虚、下焦虚寒之太阴病，合并太阳病，单纯用温下寒的方法治疗太阴病，不治疗太阳病，往往不能有效地祛除下寒，可能是由于表不解，祛除寒邪的通路不通畅而造成的。此外，按照《伤寒论》"内外病"的治疗原则看，一般的规律是先解表后治里，或者表里同时双解。只有里证极其严重时，才单纯治疗里证。

【**笔者医案4**】魏某，男，45岁。主诉：晨起眼皮浮肿1年余。1年前，患者无明显诱因出现眼睑浮肿，以晨起时明显。患者最初并未发现，经人提醒后于某三甲医院住院全面检查，确诊为高血压病，其余均正常。住院2周后，患者出院，出院后服用硝苯地平缓释片，血压仍时高时低，低压偏高，范围在85～95mmHg，而患者晨起仍有眼睑浮肿。家人建议用中药调理，患者遂就诊于某中医院，先后予镇肝息风汤、天麻钩藤饮、三仁汤，均疗效欠佳，血压仍不稳定，而且晨起眼睑仍浮肿。经人介绍，前来诊治。刻下症见：晨起眼睑浮肿，口干渴，眼干，乏力，双下肢略浮肿，眠差，纳可，二便调，舌红，苔薄黄腻，脉沉滑。

该患者有个明确的症状即眼睑浮肿。提到眼睑浮肿，我一下子就想到《金匮要略·水气病脉证并治》文中曰："寸口脉沉滑者，中有水气，面目肿大，有热，名曰风水。视人之目窠上微拥，如蚕新卧起伏，其颈脉动，时时咳，按其手足上，陷而不起者，风水。"我提到《金匮要略》中的这段原文，是想告诉大家风水有个明显的特征是"视人之目窠上微拥，如蚕新卧起伏"，也就相当于现在的"眼睑及面部浮肿"。所以，我在临床上看到患者眼睑及面部浮肿，多考虑为风水。

那么风水的病机是什么呢？也需要提到《金匮要略·水气病脉证并治》原文："脉浮而洪，浮则为风，洪则为气，风气相搏，风强则为隐疹，身体为痒，痒为泄风，久为痂癞。气强则为水，难以俯仰。风气相击，身体红肿，汗出乃愈，恶风则虚，此为风水。"风水之病，主要病机为：里有停水，或有湿热、水湿，外感风邪，风气相搏，出现"视人之目窠上微拥，如蚕新卧起伏"。风水患者虽然有表证，但是没有明显的太阳病症状，如发热、恶寒、身痛，有时患者仅仅表现为眼睑及面部浮肿，或双下肢水肿。

该患者口干渴、眼干、舌红、苔薄黄腻、脉沉滑，考虑为湿热内蕴之阳明病。晨起眼睑浮肿、双下肢浮肿，考虑为风水之太阳病，综合辨证为太阳阳明合病。处方用越婢加术汤合四妙散。因患者眠差，加用生龙骨、生牡蛎镇静安神；患者眼干，加用菊花清头目邪热。

处方：生麻黄 8g，生石膏 45g，生姜 10g，大枣 10g，生甘草 5g，苍术 10g，黄柏 10g，川牛膝 15g，生薏苡仁 30g，菊花 30g，生龙骨、生牡蛎各 30g。7 剂，水煎服，日 1 剂。嘱患者服完药后，盖被子以微汗出。

结果：患者服完 7 剂后，晨起眼睑浮肿较前减轻，原来眼睑浮肿一直持续到下午，服完药后浮肿持续到中午就消失了。口干渴、眼干症状较前也明显缓解。上方又服用7剂，眼睑浮肿消失，乏力、口干渴、眼干等症状明显缓解，血压平稳，睡眠较前亦明显好转。

患者有湿热内蕴的表现，前医用了镇肝息风汤、天麻钩藤饮以及三仁汤，疗效欠佳，关键是没有考虑到患者的太阳病风水证的存在。

（五）太阳病的诊断标准

通过前面几个医案的介绍，大家可能也体会到了太阳病的重要性。经过反复的临证和思考，我才逐渐对太阳病有了全新的认识。很多人一提到太阳病，就拿提纲证说事，别人问："什么是太阳病？"很多人答曰："《伤寒论》第1条已经说了'太阳之为病，脉浮，头项强痛而恶寒'。"假如再细问："究竟什么是太阳病？"很多人的回答还是："你得从《伤寒论》第1条提纲证中反复思考。"从太阳病提纲证去理解太阳病的内涵和外延，我感觉始终不得其要领，不能确切体会太阳病的辨别。自从学了胡希恕老师的独特经方理论体系后，认识到太阳病属于表证范畴，而且属于表证的阳性证，即表阳证。从表阳证去理解太阳病，使我对太阳病有了更全面的理解，并经过临床实践，将太阳病

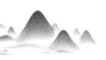

的诊断标准定为以下五个方面：①恶寒、恶风；②脉浮；③头痛、身痛、腰痛、周身关节疼痛或活动不利；④眼睑及面部浮肿；⑤身痒，皮肤粗糙，或有渗出物（湿疹、麻疹）。

下面我针对太阳病这五个方面的诊断标准进行详细的说明。

1. 恶寒、恶风

这里所说的诊断标准只是相对的标准，并不是绝对的标准，并不是一看到恶寒、恶风就是太阳病。古人云："有一分恶寒就有一分表证。"《中医诊断学》中曰："寒，指病人自觉怕冷的感觉。临床上有恶风、恶寒和畏寒之分。病人遇风觉冷，避之可缓者，谓之恶风；病人自觉怕冷，多加衣被或近火取暖而不能缓解者，谓之恶寒；病人自觉怕冷，多加衣被或近火取暖而能够缓解者，谓之畏寒。"

以前我认为恶寒、恶风多是外感病或纯阳虚的患者怕冷的表现，治疗上要么解表，要么温阳，没有其他的方法可言。直到在整理《胡希恕伤寒论讲座》过程中，我看到胡老对恶寒的解释，才逐渐对恶寒、恶风有了全新的认识。胡老在《胡希恕伤寒论讲座》中提到了恶寒、恶风是由于机体内外恒定的温差改变所致，所有能导致机体内外恒定温差改变的原因，都可以导致恶寒、恶风。所以，针对恶寒、恶风的具体机理，主要有以下 4 个方面：

（1）单纯太阳病

患者体内无明显致病因素，外邪直接侵犯肌表导致的恶寒。

患者体内无明显致病因素，主要是指患者平素健康，体内无水湿、痰热、湿热、痰湿、瘀血等致病因素，无脾胃虚弱、肾阳虚衰、肝火上炎等病理情况。感受外邪，引起肌腠营卫不和，汗毛孔闭塞，机体体温升高，原本恒定的体内外温差就被打破了，就会出现恶寒、恶风。假如患者感受风寒邪气，则可能同时还伴有发热、身痛、口中和等症状，这类患者往往是疾病初期，表现为单纯的太阳病，可以根据患者无汗或有汗，判断是表实或表虚，选用麻黄汤或桂枝汤类方。假如患者感受的是风热或暑热邪气，那么患者可能会伴有发热、身痛、口干、口渴等症状，这类患者虽然在疾病初期，亦可表现为太阳阳明合病，临床上可选用银翘散、桂枝二越婢一汤或越婢汤。

这类情况在临床上比较少见，因为平素完全正常的人比较少，都会在体内或多或少地兼夹一些致病因素。

（2）阳明病、少阳病、太阴病引发太阳病（太阳病与其他经合病）

患者体内伴随有水湿、痰热、湿热、痰湿、瘀血等致病因素，或伴有脾胃虚弱、肾阳虚衰、肝火上炎等病理情况，感受外邪，引起肌腠营卫不和，汗毛孔闭塞，机体体温升高，机体内外恒定的温差被打破，就会出现恶寒、恶风。

患者平素体内有痰热、湿热等致病因素，或有肝火上炎等病理情况，这时候机体肌腠是疏松的，汗毛孔也多是处于开放的状态，这时候稍微不注意，就会感受外邪，导致肌腠及汗毛孔闭塞，使大量的液体充斥于体表，导致体表温度升高，同时伴有恶寒、恶风、身痛、无汗或有汗等太阳病表现。此外，因患者平素体内有痰热、湿热等致病因素，或有肝火上炎等病理情况，外感时多伴有口干渴、渴欲饮水等阳明病的表现，或有口苦、咽痛、脉弦滑等少阳病的表现。

现阶段的感冒患者大多属于此类，先有内热，感受外邪后出现发热、恶寒、恶风、身痛等太阳病的症状。很多患者反映，"前段时间吃了一些辛辣食物，今天就感冒了""昨晚感觉嗓子痛，今天就开始发烧了""最近工作压力大，肝火大，不知道怎么就发烧了"等。

若患者有恶寒、恶风、身痛、无汗等太阳伤寒表实证，又有口干渴、渴欲饮水等阳明病的表现，考虑为太阳阳明合病，可予大青龙汤；假如患者有恶寒、恶风、身痛、有汗等太阳中风证，又有口干渴、渴欲饮水等阳明病的表现，亦考虑为太阳阳明合病，可与白虎桂枝汤或银翘散；假如患者有恶寒、恶风、身痛、无汗等太阳伤寒表实证，又有口干渴、渴欲饮水等阳明病的表现，并有口苦、咽痛、脉弦滑等少阳病的表现，考虑为太阳少阳阳明三阳合病，可予小柴胡汤合葛根汤、白虎汤。

（3）单纯阳明病（真热假寒）

患者平素体内有痰热、湿热、肝火上炎等内热的表现，仅仅表现为恶寒或恶风，无发热、身痛等其他太阳病的表现。这里的恶寒或恶风，就不是太阳病或太阴病，而是患者机体内热明显，导致机体恒定的温差改变所致。

《伤寒论》原文中记载了很多类似的条文，比如第 168 条："伤寒病，若吐、若下后，七八日不解，热结在里，表里俱热，时时恶风、大渴、舌上干燥而烦、欲饮水数升者，白虎加人参汤主之。"第 169 条："伤寒无大热、口燥渴、心烦、背微恶寒者，白虎加人参汤主之。"

（4）单纯太阴病或少阴病

患者平素脾肾阳虚或脾胃气虚，亦可表现为恶寒、恶风，这里的恶寒、恶风不是太阳病的表现，而是太阴病或少阴病的表现。

具体的分析在太阴病和少阴病篇专门做详细的解释。

因此，恶寒、恶风是太阳病一个重要的诊断依据，但并不是所有的恶寒、恶风都是太阳病，需要结合患者的整体情况进行辨证分析。要么是单纯的太阳病，要么是太阳病与其他经的合病，要么是单纯的阳明病（真热假寒），或是单纯太阴病、少阴病，大家需要注意。

【笔者医案 5】曾治疗过一例耳鸣的患者，男，61 岁。主诉：耳鸣 1 月余。患者 1 月前无明显诱因出现耳鸣，听力下降，就诊于某三甲医院，行输液及高压氧治疗，疗效欠佳，经人介绍前来诊治。刻下症见：耳鸣，听力下降，口干，口苦，渴欲饮水，头晕，乏力，眠差，纳可，二便调。舌红苔黄，脉弦滑有力。既往有高血压病史。

患者口苦、脉弦，考虑为少阳病。

口干、渴欲饮水、舌红苔黄、脉滑有力，考虑为阳明病。

综合考虑为少阳阳明合病，而患者的耳鸣、听力下降、头晕、乏力、眠差，均为少阳阳明合病所致。

处方：柴胡龙骨牡蛎汤合白虎加人参汤。

柴胡 25g，黄芩 10g，清半夏 10g，党参 10g，生甘草 5g，生姜 10g，大枣 10g，生龙骨、生牡蛎各 30g，菊花 30g，煅磁石 30g，生石膏 45g，知母 15g，生薏苡仁 30g。7 剂，水煎服，日 1 剂。

结果：患者服完 7 剂后，耳鸣大减，听力已基本恢复正常。

上方合上四妙散，继服 7 剂，耳鸣消失。

患者仔细向我描述了前段时间得病的经历，1 个月前无明显诱因出现外感，表现为发热、恶寒、身痛、咽痛，无咳嗽、咳痰，自服 1 周感冒清热颗粒，大汗出，随后发热、恶寒消失，患者自认为感冒已痊愈，2天后患者无明显诱因出现耳鸣，并伴有听力下降。

感冒清热颗粒由荆芥穗、薄荷、防风、柴胡、葛根、桔梗、白芷、苦地丁、芦根等药物组成，方中虽有柴胡、桔梗、苦地丁等清热药物，但该方以疏风散寒为其主要作用，为临床常用的治疗风寒感冒的中成药。从患者目前的症状和体征判断，我认为患者感冒时应该不是单纯的外感风寒，其少阳阳明之证非常明显，所以判断当时患者可能是太阳少阳阳明三阳合病，但患者仅仅服用感冒清热颗粒治疗太阳病。

服完药（感冒清热颗粒）后，患者大汗出，热退，但是患者的少阳阳明之证可能更加严重，少阳阳明之热上冲头目孔窍，所以出现耳鸣、听力下降。因此，临床上出现发热、恶寒等太阳病，必须辨析出患者是否有其他经的合病，治疗上应该全面兼顾，才能保证太阳病痊愈，且不影响到其他经病。

还有一类患者，平素脾胃虚弱或脾胃阳虚，外感后出现发热、恶寒、恶风、身痛的太阳病的表现，同时伴有腹泻、腹胀、纳差等太阴病的表现，综合考虑为太阳太阴合病，可与桂枝汤合理中汤治疗；也有一类平素脾胃虚弱或脾胃阳虚的患者，先有贪凉、饮食不洁史，出现腹泻、腹痛、腹胀等太阴病的表现，在有或没有明显感受外邪的情况下，就会出现发热、恶寒、恶风、身痛等太阳病的表现，此类患者临床多诊断为"胃肠型感冒"，亦考虑为太阳太阴合病，可与桂枝汤合理中汤，或桂枝人参汤。

所以，体内伴有水湿、痰热、湿热、痰湿、瘀血等致病因素，或伴有脾胃虚弱、肾阳虚衰、肝火上炎等病理情况的患者，在此基础上出现了太阳病，同时还伴随有阳明病，或少阳病，或太阴病，或少阴病，或厥阴病，表面上是外感病，其实治疗的核心是治疗其他经的病。经常听到有专家讲"只要能很好地治疗感冒发烧，就是一个非常不错的中医"，说的就是这个道理。

【笔者医案6】曾治疗一位中年女性患者，42岁，平素恶寒，即使是在夏天也不能睡凉席，比正常人明显怕冷。服用了不少药物，多是益气温阳之品，疗效欠佳，而且容易上火，易出现口腔溃疡、咽干痛等表现。后经人介绍，前来诊治。患者刻下症见：口干渴欲饮水，偶有口苦，纳少，食多随即出现腹胀、心下痞硬，周身恶寒，尤其后背恶寒明显，乏力，大便黏滞，1～2日一行，小便调。

当时我根据患者口苦、口干渴欲饮水、纳少、食多随即可出现腹胀、心下痞硬、大便黏滞，1～2日一行，考虑为少阳阳明合病。

患者周身恶寒，尤其后背恶寒明显，考虑为患者体内少阳阳明合病，导致机体内外恒定温差改变所致，并非太阳病、太阴病。

综合考虑为：少阳阳明合病。

处方：大柴胡汤加生石膏、党参。

柴胡 25g，黄芩 10g，清半夏 10g，生大黄 6g，枳实 15g，白芍 30g，厚朴 30g，生石膏 30g，党参 10g，生甘草 5g，生姜 10g，大枣 15g。7 剂，水煎服。

结果：患者服完 7 剂后，大便通畅，口苦、口干渴欲饮水明显减轻，纳食较前增多。很重要的一点就是患者恶寒明显改善。

因患者自己也是个中医爱好者，也大概知道我开的方子，便问我："大夫，我有恶寒的症状，为什么吃了大柴胡汤合生石膏反而恶寒减轻呢？"

我答曰："你这个是真热假寒证，恶寒是由于体内实热导致体内外恒定的温差改变所致，并非真正的太阳病或太阴病或少阴病。"

临床上还有一些年轻的女性患者，经常恶寒、手脚凉、乏力、腰痛，可是又有口干口苦、渴欲饮水、咽干、舌红、舌苔黄腻、脉象弦滑等少阳阳明合病的表现，这时候很多大夫看到患者恶寒、手脚凉、乏力、腰痛，往往考虑为脾肾阳虚，给予温阳益气之法治疗，结果患者恶寒、乏力更加严重，"上火"的表现更明显了，口干口苦、渴欲饮水、咽干、舌红、舌苔黄腻、脉象弦滑等表现也加重。这就说明患者的恶寒、乏力是个假象，应该是"真热假寒"证，治疗上应该和解少阳、清解阳明之热，并合用疏通理气之品，方能解决恶寒的症状。

2. 脉浮

《伤寒论》第一条提到的太阳病提纲证"脉浮，头项强痛而恶寒"，脉浮在诊断太阳病方面具有很重要的地位。外邪侵犯人体，正邪交争，导致人体大量体液充斥于体表，表现为表阳证即太阳病，此时血管向外扩张，故表现为浮脉。此外还多伴有恶寒、发热、头身疼痛等症状。

但是，临床中并非所有太阳病都有脉浮的表现，主要与患者体内的致病因素有关。而且，脉浮也不一定都是太阳病，患者素体有湿热、瘀热、痰热等实热证，又有气虚、津液虚、血虚，亦可引起血管向外扩张搏动，都可表现为浮脉。

3. 疼痛

外邪直接侵犯人体，引起体表经气不利，可见头痛、身痛、关节疼痛等症，而且多伴有恶寒、脉浮、发热等症，这些疼痛的症状属于太阳病。

患者体内有水湿、痰热、湿热、痰湿、瘀血等致病因素，或伴有脾胃虚弱、肾阳虚衰、肝火上炎等病理情况，在外邪诱导下可导致机体营卫不和或经气不利，这时患者多无明确的外感史，且患者里证比较明显，可兼顾解表。前面的第 3 个医案就属于此类型。

此外，我在临床上还常用小续命汤治疗一些中风后遗症以及慢性骨关节病的患者，这些患者多有周身关节疼痛、乏力等症状。小续命汤见于《备急千金要方》，主治中风卒起、筋脉拘急、半身不遂、口目不正、舌强不能语，或神志闷乱。方中由麻黄、桂枝、防风、防己、杏仁、黄芩、人参、甘草、大枣、川芎、白芍、附子和生姜组成。该方的歌诀：小续命中麻黄汤，防风防己草枣姜，芎芍参附黄芩佐，内虚外风挛急康。方中的麻黄、防风、防己均为解表药，治疗周身关节疼痛。因此，小续命汤治疗周身关节疼痛的机理主要在于方中的解表药。

4. 眼睑及面部浮肿

这里的眼睑和面部浮肿，相当于《金匮要略·水气病脉证并治》所说的风水的特征，"视人之目窠上微拥，如蚕新卧起伏"。风水多属于表里同病的范畴，里证指患者体内多有湿热、水湿等停水现象，表证多表现为眼睑及面部浮肿，无明显的发热、恶寒、身痛等太阳病表现。

对于眼睑及面目浮肿的治疗，除了用清热利湿、温化寒饮等方法治疗内在停水外，还需要用生麻黄、荆芥、防风等解表药治疗，常用的方剂有越婢加术汤或越婢汤。

5. 身痒、皮肤粗糙，以及面部、全身痤疮

这个诊断标准是我在不经意间发现的。刘观涛既是我的师兄也是我的老师，他曾问过我一个问题："表"有没有湿热或瘀血？我们在一般的潜意识中多认为湿热、瘀血等

致病因素存在于里，以前根本就没有想到过在表的可能。因为即使类似于表证的湿热和瘀血，一般也会认为是里证的湿热和瘀血，而且无论是在表还是在里，治疗湿热和瘀血的药物都可以治疗，所以有时候觉得根本没有必要再分是表的湿热、瘀血，还是里的湿热、瘀血。但是，"表有没有湿热或瘀血"这个问题，我还是没有给予确切的答案。

后来，在临床上我接触到一些湿疹的患者，有身痒、皮肤粗糙、渗出等症状，治疗上，多选用消风散加减予以治疗，多能取效。我就在想，湿疹患者没有明显的发热、恶寒、身痛等太阳病的表现，但是方中加了一些荆芥、防风、蝉蜕等解表药，所谓的"风能胜湿"，其实也是有解表的意思的。

这是为什么呢？因为湿疹的患者，往往体内有湿热或水湿，湿热或水湿侵及体表，导致湿疹、渗出、瘙痒等症状，虽然没有明显的表证，但是会影响到皮肤的功能，出现身痒、渗出、瘙痒、皮肤粗糙等类似表证的表现。

因此，我在治疗湿疹时，多在消风散的基础上合用上麻杏石甘汤，加强解表的功能，以尽快恢复皮肤的功能，能够快速地缓解身痒、渗出、瘙痒、皮肤粗糙等症状。

此外，对于在表的瘀血证，我们平时见的比较多的是痤疮的患者，体表有瘀血，导致痤疮，有时会伴有瘙痒等症状，因此我在常规治疗瘀血的基础上加用一些荆芥、防风等解表药，以尽快恢复表皮的功能。

　　我的另外一个师兄孙立斌介绍，他经常用麻黄升麻汤治疗痤疮。麻黄升麻汤见于《伤寒论》第357条："伤寒六七日，大下后，寸脉沉而迟，手足厥逆，下部脉不至，喉咽不利，唾脓血，泄利不止者，为难治，麻黄升麻汤主之。"麻黄升麻汤由麻黄、升麻、当归、知母、黄芩、葳蕤、芍药、天冬、桂枝、茯苓、甘草、石膏、白术、干姜组成，方中麻黄、桂枝、芍药均为解表药，治疗痤疮，除了治疗内在的水湿瘀血外，还用麻黄、桂枝、芍药等药物解表以恢复表皮的功能，所以在对症治疗痤疮时是有效的。

　　因此，对于身痒、皮肤粗糙等皮肤病患者，以及面部、全身痤疮的患者，除了治疗内在的致病因素外，还可以考虑一下太阳病表证的可能，加用一些解表药，或许会收到意想不到的疗效。

　　综上所述，太阳病是六经辨证中很重要的一经，属于表阳证。

　　我认为太阳病并非是单纯的外感病，其诊断标准包括恶寒或恶风，脉浮，头痛、身痛、腰痛、周身关节疼痛或活动不利，眼睑及面部浮肿，身痒，皮肤粗糙，或有渗出物（湿疹、麻疹或痤疮）。当然这些诊断标准只是相对的，具体临证时还需要辨析。

　　我在临床上经过长期实践和理论探讨，对太阳病的内涵和外延进行了扩展，不仅扩大了太阳病的范畴，而且也扩大了经方的适用范围。

二、阳明病辨证指南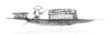

（一）阳明病的再认识

自学习经方和六经辨证以来，我感觉六经中最容易辨析的就是阳明病，而且历代医家对阳明病的认识也是最没有"异议"的。那么什么是阳明病？《伤寒论》第180条提到了阳明病的提纲证，"阳明之为病，胃家实是也"。一般阳明病包含两个方面的内容，一个是阳明经证，常见的症状有"大热、大渴、大汗、脉洪大"，即所谓的四大证，也就是白虎汤类方证；另一个是阳明腑证，常见的症状有"痞、满、燥、实、坚"，也就是承气汤类方证。这些描述和诊断应该是比较明确的，只要学过中医和《伤寒论》的人应该都知道这些概念。

但是，我在临床上发现很多医师应用白虎汤和承气汤的机会非常少，可能很多人认为在临床上很难见到典型的"大热、大渴、大汗、脉洪大"和"痞、满、燥、实、坚"的表现，还有很多人认为白虎汤和承气汤药性比较凶猛，怕用不好会出现严重的不良反应，所以，很多人为了稳妥起见，一般选用白虎汤和承气汤的替代方子和药物。学医之初，我也是这么想的，一提到白虎汤和承气汤，就感觉其药性猛烈，一般多用于急危重症，而且使用的前提是阳明四大证和"痞、满、燥、实、坚"症状全部出现，才敢放心用。但是，随后经历的一个病例，改变了我对阳明病的一些看法。

【笔者医案7】女性患者，45 岁。主诉：胃脘部胀痛间断发作 1 年余。1 年前，患者饮食不节后出现胃脘部胀痛，就诊于某医院，行胃镜检查示：浅表性胃炎，Hp（−）。后服用中药汤剂及胃苏颗粒、气滞胃痛颗粒等中成药，时有缓解，时有加重。患者经人介绍，前来诊治。刻下症见：纳少，稍微吃多就会感觉胃脘部胀满，偶有疼痛，口苦，眠差，无口干，无反酸，二便调。舌淡红，苔薄白，脉弦细滑重按无力。患者平素脾胃虚弱，而且情绪急躁易怒。患者诉平素容易上火，服用含有生黄芪的处方容易出现咽干、咽痛，皮肤时有出血点。近 1 年体重减轻 8 斤，轻度贫血。

患者口苦，脉弦细滑，考虑为少阳病。

患者纳少、胃脘部胀满，偶有疼痛，舌淡红、苔薄白，脉重按无力，考虑为脾胃虚弱的太阴病。

综合辨证为少阳太阴合病。

处方：小柴胡汤合陈皮、厚朴。

柴胡 15g，黄芩 10g，清半夏 10g，党参 10g，炙甘草 5g，生姜 10g，大枣 15g，陈皮 20g，厚朴 20g。7 剂，水煎服，日 1 剂。

当时我感觉这个病例六经辨析准确无误，应该是个"十拿九稳"的病例。

结果：患者服完 7 剂后，腹胀减轻，但服药后出现明显口干，仍失眠、口苦。

当时想，患者口干明显，但是没有"大热、大渴、大汗出、脉洪大"典型的白虎四大证，有没有阳明病的可能？能否加用生石膏治疗其口干？

但是患者脾胃虚弱，而且脉象重按无力，能否加用生石膏？当时非常纠结。

后来就想放手一搏，想试一下这个辨证体系的效果。于是我又重新对患者进行辨证。

患者口干考虑为阳明病，上方加用生石膏 15g；又因患者眠差，上方加用生龙骨、生牡蛎各 15g。7 剂，水煎服，日 1 剂。

结果：患者服完 7 剂后，胃脘部胀满疼痛消失，纳食增，口苦消失，口干减轻。

后以小柴胡汤、厚朴生姜半夏甘草人参汤、平胃散调理了近 3 周，胃脘部胀痛未再发作。体重 3 个月后增加了 10 斤，无明显不适。

治疗本医案时进经过几个心理变化过程，最初看到这个医案感觉辨证准确，处方时方证对应，心里还在窃喜此患者能够治愈，可是患者服完药后效果不是很明显，心里想要的效果没有达到。

患者服完药后出现明显的口干，这个患者的口干是不是阳明病？能不能应用生石膏？

后来结合患者平素情绪急躁易怒，吃生黄芪后容易"上火"，容易出现咽干、咽痛的描述，我考虑患者为阳明病，坚定了尝试用生石膏的想法。

结果，加用生石膏后疗效明显增加。

自此之后，我就开始探讨阳明病的内涵和外延。下面我就从阳明病定义、阳明病诊断标准、阳明病临床应用三个方面探讨一下。

（二）阳明病的定义

《中医诊断学》对阳明病的定义是：指伤寒病发展过程中，阳热亢盛，胃肠燥热所表现的证候。其主要病机是

"胃家实"。胃家，包括胃与大肠；实，指邪气亢盛。阳明病的性质属里实热证，为邪正斗争的极期阶段。阳明病证，可见阳明经证和阳明腑证，阳明经证常见有身大热、不恶寒反恶热、汗大出、大渴引饮、心烦躁扰、面赤、气粗、苔黄燥、脉洪大等表现，以白虎汤为代表；阳明腑证常见有邪热内盛，与肠中糟粕相搏，燥屎内结，以潮热汗出、腹满痛、便秘、脉沉实为主要表现，以承气汤为代表。

我最初对阳明病的理解也是按照教材上所说的那样，阳明病就是白虎汤和承气汤两类方证，但是，学习了经方很长一段时间以后，发现单纯用阳明经病白虎汤和阳明腑证承气汤是很难完全概括临床上其他里实热证的。也有人这样说："经方和《伤寒论》的六经辨证是针对伤寒外感的，对于热性病还是明显不足的，是有缺陷的，所以后世才有温病学派的出现。"后来我也在探索这个问题，伤寒与温病是什么样的关系？六经辨证体系的阳明病能否涵盖温病的辨证？ 2011 年，我和花宝金教授合著《经方时方六经辨证应用案解》，把第七版《方剂学》中的所有方剂都按照六经辨证理论体系划归到各经。后来又经过长期的临床实践和思考，我逐渐形成了阳明病的概念和完整体系。

我认为，阳明病的核心病机是里阳证，也即广义的里实热证，具体的表现形式有狭义的里实热证，代表方剂有白虎汤、承气汤以及后世的一些清热的方剂和药物；里痰热证，代表方剂有小陷胸汤；里湿热证，代表方剂有四妙散、八正散和三仁汤等；里实热兼津液虚证，代表方剂有白虎加人参汤、竹叶石膏汤等；里水热互结证，代表方剂有葶苈大枣泻肺汤等；里瘀热证，代表方剂有抵挡汤、桃核承气汤等。

提到实热证，就不能不谈虚热证。实热是由邪热传里，火热之邪直接内侵，或体内阳热有余所致。而虚热证多因内伤久病，气、血、津液耗损而阳气偏盛所致。

临床上实热与虚热之间可以相互转化。实热可以耗伤气、血、津液，使阳气相对偏亢，而产生虚热证。虚热证亦是有热，其热是阳气相对偏亢所致，但虚热日久必致阳热有余而致实热证，实热证会继续加剧气、血、津液的耗伤，从而加剧虚热，虚热亦可加剧实热，从而形成恶性循环。

治疗虚热与实热并存的常用方剂有：竹皮大丸、知柏地黄汤、黄连阿胶汤、竹叶石膏汤。

比如竹皮大丸，《金匮要略·妇人产后病脉证治》第9条提到："妇人乳中虚、烦乱、呕逆，安中益气，竹皮大丸主之。"原文中之"乳中虚"是指由于妇人产后气阴两亏，虚热内生，郁积日久，阳热亢盛而致里实热证。里实热扰于中焦，胃气不得下降，故见呕恶不食；上扰于心胸，可见心中烦乱、失眠多梦以及情绪异常等症。治疗当师仲景

"安中益气"之法，清热降逆，养阴和胃，方中生石膏清热除烦，竹茹、白薇清虚热，桂枝、甘草、大枣安中益气，同时桂枝可以降冲逆。

目前教材中大多认为烦乱、呕逆是因气阴两虚所致的虚热上扰所引起，通过以药测证，有以下两点与原方、原文不符，一是生石膏具有清热除烦的功效，但须用于里实热证。既然是单纯的虚热只需益气清虚热即可，为何还要加用性寒凉清里实热之生石膏？二是气阴两虚所致的虚热上扰多表现为口不干或口干不欲饮，舌淡红或舌红，会有轻微的烦躁，但不至于烦乱、呕逆，烦乱、呕逆说明上冲之热比较严重，已不是单纯的虚热上扰所致，只有里实热才可能导致这样的症状。

我查看了很多《中药学》的教材以及讲座，没有找到生石膏用于虚热证的。大多数教材认为，生石膏性味辛甘大寒，功效为清热泻火、除烦止渴，用于治疗里实热证。对于白虎汤及生石膏的四大证，胡老已经明确地否定了口大渴。胡老认为，一者《神农本草经》未提到，二是《伤寒论》无说明。《神农本草经》谓生石膏"味辛，微寒。主中风寒热，心下逆气，惊喘，口干舌焦，不能息，腹中坚痛，产乳．金疮"，并未提到口渴。《伤寒论》用生石膏的条文、方证也未见口渴。在讲解白虎汤和白虎加人参汤时，胡老特别强调了这一点。《金匮要略·痉湿暍病脉证并治》

第 26 条："太阳中热者，暍是也，汗出恶寒，身热而渴，白虎加人参汤主之。"胡老注解道：许多人以本方治渴，其功效多归于石膏，后世本草亦多谓石膏治渴，这种看法不是十分恰当，不符合《伤寒论》的本意。试观白虎汤各条，无一渴证，而白虎加人参汤各条无一不渴者，可见治渴不在石膏而在人参。胃为水谷之海、营卫之源，人参补中益气，为治津液枯竭的要药。因此，生石膏可用于口干、烦躁等里实热证，不能用于虚热证。

再比如黄连阿胶汤，《伤寒论》第 303 条提到："少阴病，得之二三日以上，心中烦，不得卧，黄连阿胶汤主之。"该方的药物组成为：黄连、黄芩、芍药、阿胶、鸡子黄。现在的教材中多认为该方的病机为阴虚火旺、心肾不交。火多认为是"虚火"，是因血虚所致。这里有一点值得商榷，既然是血虚所致的"虚火"，直接用芍药、阿胶、鸡子黄滋阴血不就能清"虚火"吗？为何用黄连、黄芩这两味苦寒清实热的药物清热，假如是"虚火"，用苦寒药是否会加重血虚而使"虚火"更旺？该方是由于里血虚导致虚热上扰，日久郁积呈实热，实热上扰心胸，故可见烦躁、失眠、口干咽燥。血虚故可见舌红少苔、脉沉细数。因此，从病机上分析，应该为里实热＋里血虚（虚热），从药物组成可以看出，方中包含清里实热药（黄连、黄芩）与治疗血虚药（芍药、阿胶、鸡子黄）。

因此，我们在临床上看到有病人表现为舌红少苔、口干苦、口渴欲饮水、烦躁失眠、苔黄、脉数等所谓的"阴虚火旺"的表现时，可能很多人都只看到了阴虚和虚热的一面，单用一些生地黄、麦冬、石斛等滋阴清热之品，结果病人反而越用越口干舌燥、烦躁易怒、大便干。对于这些患者，虽然有阴（气、血、津液）虚及虚热的一面，但这种虚热状态已经郁积日久转化为实热证了，这时须以清实热为主，兼以益气、生津、退虚热。

为了大家更好地理解实热、虚热以及阴虚火旺的概念，另附刘渡舟老师两例医案。

【刘渡舟医案2】（不寐）：李某，男，49岁，编辑。患失眠已两年，西医按神经衰弱治疗，曾服多种镇静安眠药物，收效不显，自诉入夜则心烦神乱，辗转反侧，不能成寐，烦甚时必须立即跑到空旷无人之地大声喊叫，方觉舒畅。询问其病由，素喜深夜工作，疲劳至极时，为提神醒脑起见，常饮浓厚咖啡，习惯成自然，致入夜则精神兴奋不能成寐，昼则头目昏沉，萎靡不振。视其舌光红无苔，舌尖宛如草莓之状红艳，格外醒目，切其脉弦细而数。

脉证合参，此乃火旺水亏，心肾不交所致。治法当以下滋肾水，上清心火，令其坎离交济，心肾交通。

黄连12g，黄芩6g，阿胶10g（烊化），白芍12g，鸡子黄2枚。

此方服至 3 剂，便能安然入睡，心神烦乱不发，续服 3 剂，不寐之疾，从此而愈。

刘老的分析：失眠，《内经》谓之"不寐""不得卧"。成因有痰火上扰者、营卫阴阳不调者、心脾气血两虚者、心肾水火不交者。

本案患者至夜则心神烦乱，难以入寐，乃心火不下交于肾而独炎于上。陈士铎《辨证录》云："夜不能寐者，乃心不交于肾也……心原属火，过于热则火炎于上而不能下交于肾。"思虑过度，暗耗心阴，致使心火翕然而动，不能下交于肾，阳用过极，则肾水难以上济于心，又饮咖啡，助火伤阴，使火愈亢，阴愈亏。

观其舌尖赤如草莓，舌光红无苔，脉细而数，一派火盛水亏之象，辨为心肾不交之证。治当滋其肾水，降其心火，选用《伤寒论》黄连阿胶汤。

方用黄连、黄芩上清心火；阿胶、鸡子黄滋养阴血。至于芍药一味，既能上助黄芩、黄连酸苦为阴以清火，又能酸甘化阴以助阴血。下通于肾，使水生木也；上通于心，而木生火也。诸药配伍，以奏滋阴降火，交通心肾之效，又体现了《难经》的"泻南补北"的精神。

使用本方还需注意：①舌脉特点，本证舌质红绛，或光绛无苔，甚则舌尖赤如草梅，脉多细数或弦细数；②注意煎服方法，方中阿胶、鸡子黄两味，俱不能与他药混煎，阿胶烊化后兑入药汁中，待去渣之药汁稍冷后再加入鸡子黄，搅拌均匀后服用。

我认为，"实热较重，津液虚较轻"的情况与"实热较轻，津液虚较重"的情况，需要分别判断。且看刘渡舟先生的另一医案。

【刘渡舟医案 3】（经断前后诸症—更年期综合征）：王某，女，50岁。1994年8月29日初诊。近半年来感觉周身不适，心中烦乱，遇事情绪易激动，常常多愁善感，悲怆欲哭。胸闷心悸气短，呕恶不食，头面烘热而燥，口干喜饮，失眠多梦，颜面潮红，但头汗出。月经周期不定，时有时无。某医院诊断为"更年期综合征"，服"更年康"及"维生素"等药物，未见效果。舌苔薄白，脉来滑大，按之则软。

刘老辨为妇女50岁乳中虚，阳明之气阴不足、虚热内扰之证，治宜养阴益气，清热除烦，予《金匮要略》中所记载的"竹皮大丸"加减。

白薇10g，生石膏30g，玉竹20g，牡丹皮10g，竹茹30g，炙甘草10g，桂枝6g，大枣5枚。

服药5剂，自觉周身轻松，烦乱呕逆之症减轻，又续服7剂，其病已去大半，情绪安宁，睡眠转佳，病有向愈之势。守方化裁，共服20余剂而病瘥。

刘老分析："竹皮大丸"见于《金匮要略·妇人产后病

脉证并治》，主治"妇人乳中虚，烦乱呕逆"之证，其证由于产后气阴两亏，虚热内扰而生。

本案所现脉证，发于经断前后，亦是由于气血阴津俱虚所致。月经欲断未断，每易伤阴耗气，气阴不足，则因虚而生内热，热扰于中焦，胃气不得下降，故见呕恶不食。上扰于胸位，使心神无主，加之中焦亏乏，不能"受气取汁，变化而赤为血"，则心血不充，神明失养，故可见心中烦乱，失眠多梦以及情绪异常等症。

治疗当师仲景"安中益气"之法，清热降逆，养阴和胃，用竹皮大丸。

竹茹、石膏清热，降逆，止呕；桂枝、甘草辛甘化气，温中益心；白薇清在上之虚热；大枣、玉竹滋中州之阴液；牡丹皮助白薇养阴以凉气血而清虚热。

本方寒温并用，化气通阴，服之能使气阴两立，虚热内除，于是随月经欲断所现等病症可自愈。

（三）阳明病的诊断标准

根据临床经验和个人体会，我把阳明病的标准定为以下三个方面：①口干；②脉滑或数；③大便干。

下面针对阳明病的这三个诊断标准进行详细说明。

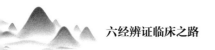

1. 口干

这里所说的诊断标准只是相对的标准，不是绝对的标准，并不是一看到口干就是阳明病。

里实热导致体内津液耗伤，出现口干，或伴有口渴，或不渴，为阳明病。常见的代表方剂为白虎汤，或白虎加人参汤。

口干亦可见于单纯的津液亏虚证，这样的口干就不是阳明病了。

此外，阳虚或气虚，水湿痰饮内停，津液不能上承，口干多不渴，常见的方剂有五苓散和理中汤等。

2. 脉滑或数

阳明病里实热的脉象多为滑或数，是气血受邪热鼓动，运行加速，多为有力的脉象。

津液亏虚、阴虚所致的虚热亦可导致气血运行加速，出现滑脉或数脉，这些滑脉或数脉多细而无力。

此外，痰饮、水湿、瘀血与实热结合时，亦可出现滑脉或数脉。

【**笔者医案 8**】曾治疗过一例胸闷气短的患者，女性，42 岁。主诉：头晕间断发作 3 月余。3 月前，患者无明显诱因出现头晕，偶尔伴有胸闷心悸，就诊于某医院急诊，行头颅 CT、心电图、生化全项、心肌酶检查，均未见异常。血压正常，颈椎 X 线检查未见异常。后服用稳心颗粒以及中药汤剂疗效欠佳，经人介绍前来诊治。刻下症见：偶有胸闷心悸、头晕，后背疼痛，无明显口干，无口苦、渴欲饮水，眠差，纳可，二便调，舌淡红、苔白微腻，脉沉细滑。

患者舌淡红、苔白微腻，脉沉细滑，考虑为水饮内停，水饮上冲导致胸闷、心悸、头晕、后背疼痛，即苓桂术甘汤证之"心下逆满，气上冲胸，起则头眩，脉沉紧"。此外，水饮上冲，可以出现"胸痹，胸中气塞，短气"的表现，即茯苓杏仁甘草汤之意。综合而言，此为水饮之太阴病。

处方：苓桂术甘汤合茯苓杏仁甘草汤。

茯苓 30g，桂枝 10g，生白术 10g，炙甘草 5g，杏仁 10g。7 剂，水煎服，日 1 剂。

当时开完方子后，感觉非常自信，患者应该会痊愈的。因为患者的症状非常明确，与《伤寒论》原文所载的方证严丝合缝，辨证处方用药也是准确无误。

结果：患者服完 7 剂后，胸闷、心悸以及头晕较前减轻，但是出现了一个让我非常意外的症状，就是患者出现了咽痛、口干。

当时想，假如患者是单纯水饮内停的话，服用苓桂术甘汤合茯苓杏仁甘草汤应该不会有咽痛、口干的表现，是不是有遗漏的病机？

后又仔细摸脉，细致体会患者脉象的特点，发现患者脉象滑很明显，该患者的滑脉是细脉，重按有力。

假如患者是单纯水饮内停的话，滑脉应该是细软无力的。该患者滑脉重按有力，考虑患者水饮内停日久化热，进而导致水热互结之阳明病，而不是单纯水饮内停太阴病的滑脉。

因此，我推测初诊时没有细致摸脉，特别是仔细分辨滑脉的特征，没有分辨出水饮内停之滑脉与水热互结之滑脉的区别。

所以，二诊时我在上方的基础上加用生石膏30g，继服7剂，水煎服，日1剂。

患者服完7剂后，胸闷、心悸、头晕症状基本消失，未再出现，而且患者未再出现口干、咽痛等里实热的表现。

该患者最初可能是单纯的水饮内停证，郁久化热逐渐出现水热互结之证，这时候患者里实热证的表现可能不是非常明显，患者可能没有明显的口干、渴欲饮水、舌红苔黄、脉滑有力的表现，可能仅仅在脉象上表现为滑脉，有时候可以表现为有力，有时候可以表现为无力的脉。

【笔者医案9】曾治疗一例月经淋沥不尽的患者，女性，32岁。主诉：月经淋沥不尽3周余。3周前，患者来月经后逐渐出现淋漓不尽，少腹偶有隐痛，自服云南白药胶囊，疗效欠佳，经人介绍前来诊治。刻下症见：月经淋沥不尽，少腹偶有隐痛，无口干、口苦、渴欲饮水，无恶寒、头痛，纳可，眠可，二便调。舌淡苔白，有瘀斑，脉沉滑而有力。患者既往有子宫肌瘤的病史。

该患者月经淋沥不尽、少腹偶有隐痛、舌淡苔白、有瘀斑，为血虚血瘀之崩漏，为太阴病。我首先想到了胶艾四物汤，该方中四物汤可以养血活血，艾叶、阿胶，既可以养血又可以止血，为了更好地止血，我将方中的艾叶换成了艾叶炭。

因患者少腹偶有隐痛，加用炙甘草取芍药甘草汤之意，以缓急止痛。

处方：胶艾四物汤合芍药甘草汤。

艾叶炭 10g，阿胶珠 10g，生地黄 20g，白芍 30g，当归 10g，川芎 10g，炙甘草 10g。3 剂，水煎服，日 1 剂。

结果：患者服完 3 剂后，月经淋沥未见好转。

当时想，该患者辨证从表面上看应该是没有问题的，但是为什么疗效欠佳呢？是不是辨证方面出了问题？

于是，我还从患者的脉象上体会，患者脉象沉滑而有力，可能是瘀血化热导致的瘀热互结阳明病，假如是单纯的血虚血瘀，脉象可能不会表现为沉滑而有力。

于是，我还是在上方的基础上加了生石膏 30g。3 剂，水煎服，日 1 剂。

患者服完 3 剂后，月经淋沥不尽逐渐消失，上方又继

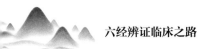

服 3 剂，少腹疼痛消失，月经正常，无明显不适。

以上两个病例分别是水饮内停和瘀血化热导致的水热互结和瘀热互结，是典型的阳明病，但是患者表现出的阳明病仅仅是脉象的改变，而没有其他明显的阳明病诊断标准，治疗上如果忽略了阳明病的存在，可能效果会大打折扣，因此，脉象滑或数在诊断阳明病方面具有重要的参考意义，大家需要注意。

3. 大便干

里实热内结，耗伤肠道津液，出现大便干，表现为承气汤证的"痞满燥实坚"，可考虑予三承气汤。

此外，气血阴阳亏虚、阴寒积滞亦可导致大便干。

临床上单纯由于气血阴阳亏虚，或纯阴寒积滞所导致的大便干比较少，大多是大便燥结于内，郁久化热，合并有里实热证。

现在有不少中医大夫不会治疗便秘，一方面开着中药处方，一方面又开着通便的中成药或开塞露。还有一些大夫根本就不关注便秘，比如有些肿瘤科的大夫，只管扶正抗癌。有些心血管科的大夫，只管活血祛瘀，根本就没有关注到便秘。这些都是非常不正确的辨证思维。

大便是祛邪的主要通道，假若便秘不解决的话，其他的治疗都可能是舍本逐末。有些肿瘤患者或心血管患者住院前反复对大夫说："大夫，我这次住院只想解决一下便秘的问题。"其实患者都非常清楚，假如大便不通的话，会非常影响其他症状和疾病，所以，大便干是我们要首先考虑的问题之一。

那么为什么大便干在临床上不容易解决呢？主要是大便干牵涉到寒热虚实错杂的情况比较多，单纯实热导致的承气汤类的大便干、单纯气虚导致的黄芪汤类的大便干和单纯血虚导致的润肠丸类的大便干比较少。

很多大夫一提到大承气汤，便认为是虎狼猛药，不敢轻易运用，特别是合并有虚证的时候，往往更加谨慎。

【笔者医案10】曾治疗一例慢性胃炎伴有月经不调的患者，女性，25岁。主诉：胃脘部胀满2月余。2月前，患者无明显诱因出现胃脘部胀满，偶有隐痛，自服中成药，疗效欠佳，就诊于某医院行胃镜检查，结果显示为慢性胃炎。经人介绍，前来诊治。刻下症见：胃脘部胀满，偶有隐痛，纳少，大便偏干，2～3日一行，手脚凉，乏力，痛经，偶有少腹部隐痛，舌淡红，苔薄白，脉细滑重按无力。

患者胃脘部胀满、偶有隐痛、纳少、手脚凉、乏力、舌淡红、苔薄白、脉细滑重按无力，考虑为里虚寒之太阴病。

患者痛经、偶有少腹部隐痛，考虑里有瘀血。

予当归四逆汤温经散寒止痛，养血通脉。

因患者胃脘部胀满、纳少、偶有隐痛，上方加用陈皮，取橘枳姜汤之意，理气消胀。

此外，该患者初诊时给人一种"弱不禁风"的感觉，非常"虚弱"，加上患者脾胃虚弱、纳少、胃脘部胀满、隐痛、乏力，我考虑患者大便干可能是里虚寒，肠道传送无力所致的虚性便秘，加生白术、干姜，取温中生津通便之意。

处方：当归四逆汤加陈皮、生白术、干姜。

当归10g，桂枝10g，白芍10g，细辛5g，炙甘草5g，生姜10g，大枣15g，枳实10g，陈皮30g，干姜5g，生白术30g。7剂，水煎服，日1剂。

结果：患者服完7剂后，胃脘部、少腹部的隐痛消失，胃脘部胀满、手脚凉较前好转，患者大便较前好转，仍不通畅，2日一行。

当时我在想，假如患者是虚性的便秘，用干姜、生白术应该会非常有效的，为什么疗效欠佳呢？

是不是患者虚性便秘时间长了，郁久化热形成寒热错杂的便秘。

于是我就问患者便秘有多长时间，患者说五年左右。果然，正好与我的预测相符，那么患者应该有部分里实热的症状。

我就对患者的其他症状进行细致的分析。我发现，患者虽然脉象重按无力，但三部脉的滑象很明显，这个可能是患者便秘有化热的主要指征。

同时，考虑到患者体质虚弱、乏力、手脚冰冷、胃脘胀满不适，我在上方的基础上加用酒大黄 3g，其他方药不变。

结果：患者服完 2 剂后，大便即通畅，并能保持 1 日一行，而且无明显不适反应，纳食增加，乏力较前明显好转，手脚已自温。恰逢月经期间，嘱继续服药，痛经较前好转。上方调理了 1 个月左右，胃脘部无明显不适，大便调，诸症无明显不适，遂停药。

假如我不再细致地去分析此患者大便的原因，可能就会忽略阳明病大便干这一重要的诊断标准。很多人可能一看都认为是虚证，往往不会考虑到有阳明病的可能，有时候疗效就不能达到最佳。我们在临床上看病时要有清晰的辨证思维，不能看着该患者虚弱、乏力，就认为是虚证，就温补，这时候需要用更细腻的辨证用药思路，方能达到最佳的疗效。

【笔者医案 11】曾治疗一例面部痤疮的患者，女，25 岁。主诉：面部痤疮 2 月余。2 月前去趟宁夏，每天 3 顿都是羊肉，7 天后面部开始出现痤疮。就诊于某中医院皮肤科，予外敷及内服药物 1 月余均无效，经人介绍前来诊治。面容清秀，看起来虚弱乏力。刻下症见：面部痤疮，色红，无口干、口苦，纳可，眠可，大便略干，2 日一行。舌红，苔薄黄，脉弦细滑，重按无力。

该患者除了面部痤疮、大便略干外，无明显其他症状。

该患者是一个面容清秀，貌似"虚弱乏力"的年轻女性，但是其舌红，苔薄黄，脉弦细滑，考虑为少阳病。

其面部痤疮，考虑瘀血存在。

处方：四逆散合桂枝茯苓丸。

柴胡 25g，枳实 15g，白芍 30g，生甘草 5g，桂枝 5g，茯苓 30g，桃仁 30g，牡丹皮 20g，厚朴 30g。7 剂，水煎服，日 1 剂。

结果：患者服完 7 剂后，面部痤疮红色较前略好转，大便略好转，仍 2 日一行。

一诊时，考虑患者体质虚弱，认为大便干并非是阳明病的承气汤证，考虑为气滞与瘀血所致，当时想增加柴胡的剂量以推陈致新，加大剂量桃仁以活血祛瘀通便，四逆散理气通便，但是，服药后患者的大便仍不通畅，疗效仍不理想。

后来考虑患者大便干是里实热的阳明病，上方加用生大黄、厚朴，取小承气汤以清里实热通便。

处方：四逆散合桂枝茯苓丸、小承气汤。

柴胡 25g，枳实 15g，白芍 30g，生甘草 5g，桂枝 5g，茯苓 30g，桃仁 30g，牡丹皮 20g，生大黄 10g，厚朴 30g。7 剂，水煎服，日 1 剂。

患者服上方 1 剂后，大便已通畅，1 日一行。服完 7 剂后，患者痤疮颜色已从红色变为暗褐色。上方加减继服 1 月，痤疮已痊愈，大便通畅，无明显不适。

（四）阳明病的临床运用

阳明病的临床运用方面，我觉得主要有以下两个方面：①不能随意忽略阳明病；②要关注阳明病的合病。

前面已经提到了阳明病的诊断标准，应该是比较容易诊断，但是在临床中面对患者纷繁复杂的病情时，还是有遗漏的可能，或是真假难辨的时候，这个时候还得需要不断加强辨证之功。

【**笔者医案 12**】曾治疗一例月经不调的患者，女，21岁。主诉：月经不调 3 年余。3 年前无明显诱因出现痛经、月经量少，未予治疗。近 3 个月，疼痛加重，为求中医治疗，经人介绍前来诊治。刻下症见：口干，乏力，手脚凉，偶有胸闷心悸，痛经，月经量少，色黑，纳可，大便偏干，2～3 日一行，舌淡红，苔薄白腻，脉弦细滑，重按无力。

患者口干、手脚凉、脉弦，考虑为气机郁滞之少阳病，予四逆散理气通滞。

舌淡红、苔薄白腻，脉细滑、重按无力，乏力，偶有胸闷心悸，痛经，月经量少、色黑，考虑为血虚血瘀水盛

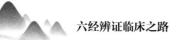

之太阴病，予当归芍药散养血活血利水。

考虑患者大便干是水饮内停所致，予大剂量生白术以温中增液通便。

当时想，该患者辨证思路明确，处方用药对应，应该会非常有效，特别是加上大剂量的生白术，感觉患者的大便一定会非常通畅。

可是患者服完 7 剂后，大便较前略好转，但仍不通畅，1～2 日一行。患者服完药后，大便虽然好转了，但这并不是我想要的结果，我在想是不是辨证有问题，没有考虑周全。

后来就考虑，患者大便干会不会是里实热之阳明病？结合患者口干、脉滑，遂考虑为阳明病。

为什么最初没有考虑阳明病的可能呢？主要看到患者手脚冰冷、乏力等一派"虚弱"表现，被假象所误导迷惑了。

遂在上方的基础上加上酒大黄 5g，继服上方 7 剂，结果，患者服完 2 剂后，大便即通畅，1 日一行，服完 7 剂后，诸症减轻。前后调理了 1 个月，痛经明显缓解，二便调，无明显不适，遂停药。

此医案除了告诉我们要重视阳明病的诊断外，还有一个重要的教训就是：不要被假象所迷惑。临床上我们经常会遇到貌似虚弱的患者，会有乏力、贫血、胃脘部胀满不适、纳少腹胀、四逆、周身恶寒等表现，我们决不能就认为是虚证，没有阳明病的可能，一定要警惕"大实有羸状"的可能。

【**笔者医案 13**】曾治疗一例产后手脚肿胀的患者，陈某，女，29 岁。主诉：手脚肿胀 1 月。患者产后 2 月时无明显诱因出现手脚肿胀，麻木，患者诉"感觉要爆炸似的"，经人介绍前来诊治。刻下症见：手脚胀麻，口干渴欲饮水，腰酸痛，腿沉，汗出，烦躁，后背怕凉，怕风，脚凉，左下腹时有隐痛，大便调，纳可，舌暗红，苔白腻，脉沉细滑。

患者口干渴欲饮水、汗出、烦躁、舌暗红、苔白腻、脉细滑，考虑为里实热之阳明病，可予白虎汤清解阳明里热。

腰酸痛腿沉、苔白腻考虑为湿热下注所致，可予四妙散清热利湿。

患者手脚胀麻、后背怕凉、恶风、脚凉很容易误认为是外感风寒或里虚寒，实际上是由于里湿热阻滞气机不畅所致，可予四逆散行气通滞。

另外，患者舌苔暗红、左下腹隐痛，考虑为产后瘀血未清除所致，患者自述产后又行刮宫术，瘀血之征可明确。

四逆散里面有枳实、芍药亦可以行气活血止痛，故加

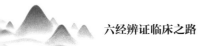

大芍药的量，取芍药甘草汤之意以活血缓急止痛。

处方：四逆散合四妙散、白虎汤。

柴胡 25g，枳实 15g，白芍 30g，生甘草 6g，苍术 10g，黄柏 10g，川牛膝 10g，生薏苡仁 30g，生石膏 45g，知母 30g，黄芩 12g。7 剂，水煎服，日 1 剂。

结果：患者服完 7 剂后，手脚胀麻较前好转，口干渴欲饮水、汗出、烦躁、后背怕凉好转，左下腹隐痛消失，舌苔由白腻转为薄白腻。后以上方加减调理 1 月余，手脚胀麻消失，后背怕凉、恶风消失，其余诸症减轻，遂停药。

为了能使大家更容易地分辨出"寒热真假"，特录一则《杏轩医案》于后。

荔翁尊堂，年届六旬，初发寒热，疏散不解，越日头颅红肿，渐及面目颐颊，舌焦口渴，发热脉数。

予视之曰：此大头时疫证也，东垣普济消毒饮最妙。翁云：家慈向患肠风，体质素弱，苦寒之剂，恐难胜任耳！

予曰：有病当之不害，若恐药峻，方内不用黄连亦可。市药煎熟，仅饮一杯，旋复吐出。病人自觉喉冷，吸气如冰，以袖掩口始快。

众见其拒药、喉冷，疑药有误，促予复诊，商欲更方。细审脉证，复告翁曰：此正丹溪所谓病人自觉冷者，非真冷也，因热郁于内，而外反见寒象耳；其饮药旋吐者，此诸逆冲上，皆属于火也，如盈炉之炭，有热无焰，试以杯水沃之，自必烟焰上腾。前治不谬，毋庸迟疑，令将前药饮毕。

喉冷渐除，随服复煎，干渴更甚，头肿舌焦如前。荔翁着急，无所适从。余曰：无他，病重药轻耳！再加黄连，多服自效。如言服至匝旬，热退肿消，诸恙尽释。

可见寒热真假之间，最易惑人，若非细心审察，能不为所误耶！

阳明病辨证时，除了不要忽略阳明病的诊断外，还应关注阳明病的合病。

【笔者医案 14】曾治疗一例高血压病的患者，梁某，男性，60 岁。主诉：双手腕关节疼痛 2 月余。2 月前，患者无明显诱因出现双手腕关节疼痛，伴有手脚凉，腿沉、腿肿，未予治疗。患者既往有高血压病史 5 年余。平素喜食肉食，因在锅炉厂工作，常凉水浴。刻下症见：口干渴，盗汗，手脚凉，双手腕关节时有疼痛，腿沉、腿肿，舌淡红，苔薄黄，脉弦滑有力。

当时考虑患者口干渴、腿沉、腿肿、苔薄黄、脉弦滑有力为湿热下注之阳明病，予四妙散、猪苓汤清热利湿。

处方：苍术 10g，黄柏 10g，川牛膝 30g，生薏苡仁30g，猪苓 30g，茯苓 30g，泽泻 30g，滑石 30g，阿胶珠 10g。7 剂，水煎服，日 1 剂。

结果：患者服完 7 剂后，口干渴、盗汗、双手腕关节疼痛消失，但仍腿沉、腿肿，且双手腕关节偶发凉，舌淡白，苔薄白，舌体略胖。脉弦滑有力。

当时想患者服用上方有效，继服原方 7 剂，但患者腿沉、腿肿以及双手腕关节发凉仍无改善。

后来又仔细考虑，患者里热已清除大部，而以湿邪为主。湿热为病，既可以邪热伤阴，病至后期或经药物治疗，临床上又有湿邪伤阳、伤气之变，可以形成湿热阳虚的病机。

因此，患者腿肿、腿沉并非单纯的湿热下注所致，又有阳虚水泛的一面，患者无口干渴，舌淡白、苔薄白、舌体略胖为阳虚水泛之明证。

但临床上无论是湿热内蕴，还是阳虚水泛，很少见到弦滑有力的脉象，因此该患者除了有湿热内蕴、阳虚水泛，还有气机郁滞的一面，患者脉弦滑有力而双手腕关节发凉为气滞之明证。

方用真武汤温阳利水消肿，四妙散清热利湿，四逆散理气解郁。

处方：苍术 10g，附子 5g，白芍 15g，茯苓 30g，生姜 10g，黄柏 10g，川牛膝 30g，生薏苡仁 30g，柴胡 15g，枳实 10g，炙甘草 5g。7 剂，水煎服，日 1 剂。

患者服完 7 剂后，腿肿减轻，腿沉、乏力较前明显好转，自服硝苯地平控释片 30mg，血压平稳，继服上方 7 剂后，腿肿较前明显好转，无其他明显不适。

【笔者医案 15】曾治疗一例便秘的患者，陈某，女性，58 岁。主诉：便秘 1 年余。患者 1 年来，无明显诱因出现便秘，自服麻仁润肠丸、便通胶囊以及一清胶囊，疗效欠佳，又经常用开塞露和甘油灌肠剂通便。刻下症见：口干口苦，渴欲饮水，饮水后仍不解渴，烦躁易怒，纳差，腹胀，小便色黄，大便干，4～5 日一行。舌红，苔黄，脉弦滑有力。患者有高血压病史 8 年。

初诊医师考虑为阳明腑实证，予大承气汤合大剂量润肠通便药，服用 2 剂，大便仍不通畅，而且腹胀明显，伴有呕吐，患者遂停药。后经人介绍，前来诊治。

我考虑患者口干、渴欲饮水、饮水后仍不解渴、纳差、腹胀、小便色黄、大便干、4～5 日一行、舌红、苔黄、脉滑有力，考虑为里实热之阳明病；口苦、烦躁易怒、脉弦有力，考虑为少阳病。

综合辨证为少阳阳明合病，予大柴胡汤合大承气汤加生石膏。

处方：柴胡 30g，黄芩 10g，生大黄 10g，枳实 15g，白芍 30g，清半夏 10g，生姜 10g，大枣 10g，生甘草 10g，厚朴 30g，芒硝 5g（冲服），生石膏 45g。5 剂，水煎服，日 1 剂。

结果：患者服完 1 剂后，大便即通畅，继服 4 剂后，大便 1～2 日一行，口干口苦、渴欲饮水、腹胀较前明显缓解，无呕吐，纳食增加。上方加减调理 2 周后，大便基本通畅，诸症减轻。

该患者有少阳阳明合病，单纯治疗阳明病疗效欠佳，可能是辨证不完全的缘故。

我们在临床上经常会有这样的困惑，就是患者有两经或三经的问题，单纯治疗一经或两经会有多大的疗效？是有二分之一还是三分之二的疗效？还是一点疗效都没有？这个问题值得我们在临床上深思。

我觉得这个问题要分具体的疾病状态，对于有三经合病的疾病，假如每经的病都很明显且严重，这时候治疗其中的两经可能一点都没有效，反而会加重疾病；假如三经中某一经的病最严重且明显，单纯治疗这一经可能会使三经的病都治好。

因此，针对不同的疾病状态，我们首先要有一个完整的六经辨证思路，然后再根据患者的具体情况选择恰当地治疗策略。

以上就是我对阳明病的主要病机、诊断标准和临床运用的个人看法。

三、少阳病辨证指南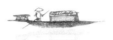

刚学医的时候，我就听到了很多有关柴胡剂的故事，经常听说某一位专家一辈子就会用小柴胡汤，有些专家一辈子就会用逍遥散，就会用四逆散，而且疗效非凡。

当时我也很纳闷，中医的经方和时方那么多，那些名家为什么就独爱这一个柴胡剂呢？比如胡希恕老师，临床上喜欢用大柴胡汤，人称"大茶壶"。东直门医院的宋孝志老师，喜欢用逍遥散，据说已将逍遥散用得炉火纯青。

当时我对这种现象非常不理解，难道中医就这么简单？是不是我用柴胡剂也会有好的疗效呢？我还真没有这种自信。后来随着学习的不断深入，加上自己的临床实践，我才逐渐打开了柴胡剂以及少阳病内涵的真面目。

下面我就从三个方面来介绍我对少阳病实质的理解：①从《伤寒论》原文看少阳病的实质；②少阳病的诊断标准；③百病多兼少阳病。

（一）从《伤寒论》的原文看少阳病的实质

【**笔者医案 16**】我重新思考少阳病的实质是受一个医案的启发，这是一位肝癌中晚期的患者，男性，54 岁。主诉：恶寒怕冷，发热 3 周。3 周前无明显诱因出现恶寒怕冷、低热，体温维持在 37.5 ～ 37.8℃，当时正值四月份，气温回升，暖气都停了，但患者仍恶寒怕冷明显，还穿着棉裤、棉衣，睡觉的时候，还要开电热毯，眠差，整晚都睡不着觉。近 3 周来，患者一直恶寒、低热，血象正常，静脉滴注拜复乐、阿奇霉素等抗生素，还有痰热清注射液、双黄连注射液，疗效欠佳。后患者就诊于某中医院肿瘤科门诊，服用中药汤剂，疗效仍欠佳，经人介绍前来诊治。刻下症见：恶寒怕冷，低热，37.6℃，盗汗，胸膈以上汗出比较明显，口干口苦，渴欲饮水，偶尔有咳嗽咳痰，痰色白量多，食欲差，眠差，大便干，2 日一行，舌淡红、苔白厚腻，脉沉弦滑有力。

看到这个医案，我一下子就想到了《伤寒论》第 148 条："伤寒五六日，头汗出，微恶寒，手足冷，心下满，口不欲食，大便硬，脉细者此为阳微结，必有表，复有里也。脉沉亦在里也，汗出为阳微，假令纯阴结，不得复有外证，悉入在里，此为半在里半在外也，脉虽沉紧，不得为少阴病，所以然者，阴不得有汗，今头汗出，故知非少阴也，可与小柴胡汤，设不了了者，得屎而解。"

条文中有一点比较难理解的就是"头汗出，微恶寒，手足冷，脉细"，很容易被理解为虚证，所以条文后面就解释了，"阴不得有汗，今头汗出，故知非少阴也"，所以排除了虚寒证。临床上像"微恶寒，手足冷，脉细"，先不说头汗出，单说后面的三个症状，估计大家都能见到，又怕冷又无力，手足冰凉，特别一些年轻或者中年女性，脉还摸不着，咱们从表面上看，这不就是典型的虚证吗？

其实不一定，特别从现在疾病谱以及现代人的体质状态来说，怕冷、手足冷、脉细，不一定是虚证，大家要注意区分。

排除了虚寒的阴结，就剩下热证。热证可以有里实热的阳明病，还有半表半里的少阳病。条文中的大便硬不是阳明腑实证阳结的大便硬，是热结的程度比较轻，所以叫阳微结，阳明腑实证的阳结证，往往会有心下满、不欲食、潮热等症状。排除了阳明里实的阳结证，剩下的就是半表半里实热证的少阳病，也就是阳微结。这是我理解的少阳病，其本质是什么呢？就是半表半里的实热证，落实到条文上，其具体症状是什么呢？就是阳微结的状态。

那么刚才咱们提到的"微恶寒、手足冷"的机理又是什么呢？就是阳微结。阳微结之所以出现"微恶寒、手足冷"，就是阳郁，气血不达四末所致。

大家看这个患者的症状跟《伤寒论》第148条中"头汗出，微恶寒，手足冷，心下满，口不欲食，大便硬"是不是一致呢？感觉这个患者就是按照《伤寒论》条文患的病，那么当时我是如何辨证的呢？

患者恶寒、怕冷、低热、汗出，考虑患者既有阳微结半表半里实热证之少阳病，又有太阳病未解之证。

口干口苦、渴欲饮水、纳差、大便干、盗汗、胸膈以上汗出明显、脉沉弦滑有力，考虑为少阳阳明合病，方用小柴胡汤加生大黄。

另外患者咳嗽咳痰比较明显，考虑有痰热内蕴的表现，又有表证，所以就用麻杏石甘汤，清热解表、化痰止咳。

另外患者眠差，上方加用生龙骨、生牡蛎重镇安神。

患者咳嗽、咳痰明显，加用桑白皮以加强止咳化痰之功。

同时加用一味菊花以清头目之热。

处方：柴胡25g，黄芩12g，清半夏10g，党参10g，生甘草6g，生姜10g，大枣10g，生麻黄5g，杏仁10g，生石膏45g，桑白皮15g，生大黄8g，菊花30g，生龙骨、生牡蛎各30g。3剂，水煎服，日1剂。嘱患者服完药后，覆被并喝热粥出微汗。

结果：患者服1剂药后没有汗出，患者打电话咨询原因，我问其是否覆被喝热粥？患者说忘了，喝完药后就等着出汗呢。

至第 2 剂药时，患者覆被并喝热粥，结果周身微汗出，第二天体温就降到正常了，而且没有明显的恶寒、怕冷，咳嗽也明显缓解，原来能睡一两个小时，现在能睡四五个小时，而且大便也通了。后来也是以柴胡剂为基本方调理了 2 个月，病情比较稳定，无明显不适。

该患者正值天气转热的四月份，穿上厚棉裤仍恶寒、怕冷明显，而且睡觉的时候还开电热毯。那么这位患者恶寒的原因是什么呢？

我考虑第一个原因就是里实热以及半表半里之实热，实热郁结在里以及半表半里，导致脉道经络阻滞不通，气血不达四末，体内外温差加大，故恶寒、怕冷明显。

第二个原因就是患者合并有太阳病，"里不合则外不谐"，里实热以及半表半里之实热会导致肌腠疏松、营卫不合。这就是典型的"真热假寒证"，表面怕冷，又是肿瘤晚期，虚弱到走路都比较困难，给人感觉好像是虚证，其实并非如此，这个患者绝不是单纯的虚证。

另外患者里实热以及半表半里实热郁结比较严重，而且怕冷也比较严重，这与患者服用了大剂量的补药有关。患者是肿瘤晚期，服用抗肿瘤的中药汤剂里面含有大剂量的黄芪、党参、西洋参，每天都在"火上浇油"，里热越大，内外温差就越大，怕冷越明显，这一点需要大家关注。

下面咱们谈一下少阳病的诊断标准，第七版《中医诊断学》对少阳病（半表半里证）的定义为：指病变既非完全在表，又未完全入里，病位处于表里进退变化之中，以寒热往来等为主要表现的证候。教材中提到的临床表现有：寒热往来、胸胁苦满、心烦喜呕、口苦、咽干、目眩、脉弦。这些临床表现基本上是《伤寒论》原文中的内容。但教材对少阳病的具体病性，并没有给予特别清晰的说明。

经过长期的临床实践和独立思考，我对少阳病的病性进行了总结，认为少阳病的总体属性可以从三个方面解释，即虚实属性、寒热属性、气血津液属性。

虚实方面，少阳病总体偏实，包含"纯实""虚实夹杂偏实"。

寒热方面，因少阳病为半表半里实热证，因此少阳病寒热属性为"热"，而且只能为"实热"。

气血津液方面，少阳病可以夹杂气血津液之虚实，当然也可以不夹杂。

胡希恕老师在《胡希恕伤寒论讲座》中也提到："少阳病就是半表半里的一种阳性证，就是阳热在半表半里的部位，也就是胸腹腔间，它不能入里，也不能出表。热邪在这个地方，只能循孔道往上涌，往上来，所以口苦、咽干，都是孔窍之处发生热象。"

（二）少阳病的诊断标准

①口苦；②往来寒热、胸胁苦满、默默不欲饮食、心烦喜呕；③诸孔窍疾患，如眼、耳、鼻、头、咽；④脉弦。这个标准是在我看了很多病人后，深度思考，总结出来的。

1. 口苦

《伤寒论》第 263 条提到少阳病提纲证："少阳之为病，口苦、咽干、目眩也。"口苦作为少阳病的判定标准现在大家基本上是公认的了。胡希恕老师在《胡希恕伤寒论讲座》中提到："少阳病见口苦，最常见不过了，临床上病人口苦肯定是柴胡证。"刘渡舟老师在临证时，只要见到口苦一证，亦必用柴胡类方，刘老曾说："小柴胡汤，少阳病主方也，少阳诸证以口苦为第一证。"

以上两位经方大师在诊断少阳病和应用柴胡剂的时候，认为口苦是一个很重要的标准，而且是"金标准"，只要一见到口苦，根据"但见一症便是"，就可以诊断为少阳病。这么明确的诊断标准，应该在临床上广泛应用，但是很多人根本就考虑不到这个症状。还有些患者在就诊时，多次强调口苦，可是大夫始终无动于衷，根本就没有往少阳病和柴胡剂上考虑，有时候可能疗效就欠佳，很多时候所开出的方剂无效。

没有接触过《伤寒论》或经方的大夫，可能对口苦一症并没有特别的关注。因为在《中医诊断学》中也是轻微的一提，并没有重点介绍，书中提到口苦多见于心火上炎或肝胆火热之证。而学过《伤寒论》的人会发现口苦还可以见于其他经的病，比如阳明病。《伤寒论》第187条："阳明中风，口苦咽干，腹满微喘，发热恶寒，脉浮而紧，若下之，则腹满小便难也。"因为条文中开头已经说了"阳明中风"，所以很多人会认为条文中的其他症状均为阳明病，最初我也是这么认为的，这也是很多人认为阳明病也可以见到口苦的原因所在。

后来经过反复思考和临证，我发现其实该条文的真实含义是：患者初期的表现为阳明中风，随着病情的进展或者经过不恰当的治疗，逐渐出现口苦咽干，也就是出现少阳病的表现。患者刚开始为阳明中风，后来为什么有口苦呢？并不是说阳明病本身有口苦，而是阳明病又合并了少阳病，转化成少阳病后才出现了口苦，这是一种合病，绝对不是说阳明病出现口苦。

还有《伤寒论》第221条："阳明病，脉浮而紧，咽燥口苦，腹满而喘。"我认为该条文的含义是：患者可能初期是阳明病，后来经过不正确的治疗或感受外邪，合并有咽燥、口苦的少阳病，以及脉浮而紧的太阳病，其实这个条文描述的是太阳少阳阳明三阳合病的表现，并非是单纯阳明病，大家要注意。

【**笔者医案 17**】曾治疗一例长期低热的患者，刘某，女，18 岁。初诊日期：2012 年 5 月 25 日。主诉：间断发热 12 天。12 天前，患者受凉后出现发热，最高体温 39℃，恶寒，身痛，就诊于某三甲医院，复查血 Rt 示：WBC 4.7×10^9/L，N% 72.1%，余未见异常。胸片未见异常。因患者即将参加高考，家属比较紧张焦虑，要求输液治疗。后输用头孢唑肟 6 天，服用 4 天头孢呋辛以及退烧药仍时有发热，体温在 37.5 ～ 38℃。后复查血 Rt 示：WBC 2.3×10^9/L，N% 42.1%，L 45%，余未见异常。因患者白细胞偏低，不能再用抗生素，西医大夫建议患者行中医治疗，遂前来诊治。刻下症见：发热，体温为 38℃，汗出，恶风，周身酸痛，乏力，口干苦，渴欲饮水，咽干，微痛，偶有咳嗽，痰色白量少，纳少，二便调，舌红，苔白，脉浮滑。

首先患者比较明确的症状为口干苦、渴欲饮水、咽干、微痛，考虑为少阳阳明合病，当选用小柴胡汤和解少阳，生石膏清解里热。

发热、汗出、恶风、周身酸痛、脉浮，考虑为太阳病，结合患者口干、渴欲饮水、时有咳嗽、汗出，考虑为太阳阳明合病之麻杏石甘汤证。

假如患者仅有发热、汗出、恶风、周身酸痛、脉浮，口中和，无口干苦、渴欲饮水、咽干、微痛，就可以理解为胃气虚弱所致的营卫不和证，可以用桂枝汤调和营卫。

如果患者合并有其他的症状，这时的发热、汗出、恶风要与其他症状结合起来，整体辨证，而不能看到"发热、汗出、恶风"就认为是营卫不和之桂枝汤证。

另外，针对患者咽干、胃痛、偶有咳嗽，加上桔梗、生薏苡仁清热利咽、排脓止痛。

处方：小柴胡汤合麻杏石甘汤加桔梗、生薏苡仁。

柴胡 15g，黄芩 10g，清半夏 10g，党参 10g，生甘草 5g，生姜 10g，大枣 10g，生麻黄 5g，杏仁 10g，生石膏 45g（先煎），桔梗 20g，生薏苡仁 30g。5 剂，水煎服，日 1 剂。嘱忌食辛辣、刺激、甘甜之品，服完药后覆被出汗。

结果：患者服完 3 剂后，仍时有汗出，而发热、恶风、周身酸痛、口苦、咽干、微痛、咳嗽消失，口干渴欲饮水较前好转，继服 2 剂，纳可，二便调，无明显不适，病告痊愈。

2. 往来寒热，胸胁苦满，默默不欲饮食，心烦喜呕

《中医诊断学》教材里面解释这些症状的原因为邪热郁于半表半里，正邪纷争，故可见往来寒热。现在大多数《伤寒论》教材认为胸胁为少阳经脉的循行部位，邪热郁于半表半里，故可见胸胁苦满；少阳胆木受邪，势必影响脾胃，脾胃之气不畅，则神情默默，不欲饮食；胆火内扰则心烦，胆胃气逆则喜呕。

胡希恕老师认为半表半里为胸腹腔间的诸脏器所在，邪入半表半里，与正气相搏于胁下，故可见胸胁苦满；邪热扰于胃，故可见默默不欲饮食、呕吐；邪热扰心，故可见心烦。

以上无论哪种解释都是在告诉我们胸胁苦满是判断少阳病的一个重要指征，无论哪种解释都可以采纳，只要临床上灵活运用即可。

往来寒热一词，说起来大家都明白，但是真正在临床中，有不少大夫还是不能将这个术语转化为患者的具体临床表现，并加以运用。我在临床上遇到最多的"往来寒热"患者是感冒后低热不退或长期低热的患者，尤其是儿童或老年人。

【**笔者医案18**】曾治疗一例长期低热的患者，女，12岁。主诉：间断低热3月余。患者3月前外感，继而出现高热、恶寒、身痛、头痛等表现，就诊于某儿童医院，查血Rt示：WBC 5.2×10^9/L，N% 69.1%，L% 31%，余未见异常。先输用阿奇霉素，服用退烧药，高热退去，但仍低热不退，并伴有咳嗽、咳痰。医院大夫怀疑有肺炎的可能，后复查胸片未见异常。后口服阿奇霉素、头孢克肟等抗生素，疗效欠佳。此后2月余，患者每日下午发热，体温最高37.8℃，家属担心患女的病情，到处求医，遂休学。患者几乎就诊于当地所有的三甲西医医院，做了各种检查，均未发现异常，而患者血常规中白细胞较低，一般徘徊在 $2.8 \times 10^9/L \sim 3.5 \times 10^9/L$，医院大夫亦不敢再开抗生素，建议去中医院尝试治疗，患者遂就诊于我院发热门诊，当时我在发热门诊值班。我先对患者进行常规的发热筛查，排除了一些传染病的可能。血常规示：WBC $3.1 \times 10^9/L$，N% 64.2%，L% 34%，余未见异常。刻下症见：低热，每日下午加重，体温最高 37.9℃，发热之前多有恶寒的表现，口微干，偶咳嗽，咳痰，痰色白量少，汗出较少，头晕，无口苦，无咽痛，纳可，二便调。

当时接诊这个患者的时候，我感觉虽然患者低热时间较长，但是其症状并不是非常严重。考虑到患者已采用很多西药治疗的方法，疗效欠佳，我建议用纯中药治疗。

当时考虑患者低热、每日下午加重、发热之前多有恶寒，相当于《伤寒论》里面的"往来寒热"，根据"但见一症便是"的经方辨证思维，加上患者病程较长，外邪容易郁结于半表半里，故考虑为少阳病，予小柴胡汤和解少阳。

另外患者汗出较少，特别是下午发热之前无汗，而且有头晕的表现，头晕也相当于头痛的轻症，考虑为太阳病。

此外，患者口微干、咳嗽、咳痰、痰色白量少，考虑为痰热内蕴之阳明病。

综合辨证为太阳少阳阳明合病之三阳合病。

该患者虽然是三阳合病，但三阳之中最重要的是少阳病，而太阳病和阳明病比较轻微，治疗上当以小柴胡汤和解少阳为主，予麻杏石甘汤解表清热、化痰止咳为辅，加一味鱼腥草清热止咳。

处方：柴胡 18g，黄芩 10g，清半夏 10g，党参 10g，炙甘草 5g，生姜 10g，大枣 15g，生麻黄 5g，杏仁 10g，生石膏 30g，鱼腥草 20g。3 剂，水煎服，日 1 剂。嘱喝完药后，覆被喝热粥使周身微汗出。特别叮嘱患者要在下午发热、恶寒之前喝药，覆被喝热粥以出汗。

结果：患者服完第 1 剂后就出汗了，未再出现发热、恶寒，体温最高为 37.4℃，咳嗽较前缓解，上方继服 2 剂，体温接近正常未再出现发热，体温最高为 37℃。患者不敢相信，害怕再反复，上方去掉鱼腥草，将生麻黄改为 3g，继服 5 剂后，无恶寒、发热，咳嗽痊愈，无明显不适，1 周后患者复学。

该患者是我早年看的一个长期低热的患者，当时还不确定是否能完全治疗好。当时只是严格按照六经辨证的标准和方证特点进行处方用药。

本例长期低热的患者能够在 1 周左右治愈还是给了我非常大的信心，更坚定了我学习经方和六经辨证的决心。

【**笔者医案 19**】曾治疗一例发热患儿，男，2 岁。主诉：间断发热 1 月余。患者 1 月前无明显诱因出现发热、恶寒，体温最高达 39℃。就诊于当地县医院儿科，服用抗生素以及退烧药，仍高热，后输用头孢等抗生素治疗，体温仍时高时低。后患者就诊于省儿童医院，住院治疗2周，仍发热不退，时高时低，最高体温38.5℃。患者家属比较着急，要求来北京儿童医院住院治疗。后来家属联系我，让我帮忙找个北京儿童医院的专家。患者家属来北京后，我去看望了一下患者。患者虽然发热，但是热度不高，每日下午或晚上发热，最高体温38.5℃，咳嗽不是很明显，患儿食指指纹颜色呈褐色。当时我感觉患者完全可以先用中药调理试一下。所以，我建议患者先不住院治疗，用中药试一下，假如3天不退烧再去住院，家属同意服用中药。刻下症见：每天下午或晚上发热，体温最高38.5℃，汗出较少，无咳嗽，纳少，二便调，舌红苔薄白，食指指纹颜色呈褐色。

该患儿比较小，没有自述，只能通过几个症状和体征进行辨证。我的感觉是儿科疾病相对比较简单，病机方面比较单一，所以假如成人的疾病看多了，有体会了，儿科的疾病往往就比较容易治愈。

这个患儿，有一个突出的症状就是"每天下午或晚上发热"，有没有恶寒，患儿没有描述，根据我个人的经验，患儿在发热之前应该有恶寒的表现，这个也就相当于"往来寒热"。

加之患儿病程较长，又经过不正确的治疗，很容易导致病邪郁结于半表半里，形成少阳病。

所以，该患儿"每天下午或晚上发热"考虑为少阳病，予小柴胡汤和解少阳。

此外，患儿发热时汗出较少，考虑为太阳病，予葛根汤解表。

患儿舌红，食指指纹颜色呈褐色，考虑为里实热之阳明病，加用生石膏清阳明里热。

综合辨证为太阳少阳阳明合病，予小柴胡汤合葛根汤加生石膏。

处方：柴胡 15g，黄芩 10g，清半夏 10g，党参 10g，炙甘草 5g，生姜 10g，大枣 15g，葛根 15g，生麻黄 6g，桂枝 10g，白芍 10g，生石膏 30g。1 剂，水煎服。嘱喝完药后，覆被喝热粥使周身微汗出。特别叮嘱患者要在下午发热、恶寒之前喝药，覆被喝热粥以出汗。

结果：患者煎完药后，覆被喝热粥，患儿即汗出，当天体温未超过 38℃，第 2 天还是服用前 1 天煎的药，体温未超过 37.5℃。家属非常高兴，嘱再买 1 剂药，又喝了两天，体温已降至 36.8℃，患者从外地来京，不敢轻易回去，又在北京观察了 3 天，体温未再升高，遂回当地。随访 1 个月，未再发热。

这两个案例都说明了往来寒热是少阳病的重要诊断标准，但我们要善于辨别典型的往来寒热和非典型的往来

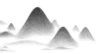

寒热。

还有一个标准是胸胁苦满，这个症状需要我们将患者的临床表现转化为胸胁苦满，因为大部分的患者不可能描述："大夫，我胸胁苦满。"很多患者会说："我吃饭稍微多了就会两侧肋骨胀满。"也有人说："我一生气就会两侧肋骨胀满。"还有一些人会这么说："我一咳嗽就两侧胁肋部胀满。"这些症状基本上就是典型的胸胁苦满的表现，出现了这些症状就要考虑到少阳病的可能。

【**笔者医案 20**】唐某，男，45 岁。主诉：右侧胁肋部胀满半年余，加重 1 月。半年前，患者无明显诱因出现右侧胁肋部胀满，未予重视。后患者就诊于某医院，行腹部 B 超示：中度脂肪肝。其余生化检查未见异常。1 月前，患者右侧胁肋部胀满加重，睡觉时不能右侧躺卧，服用龙胆泻肝丸、消炎利胆片等中成药均疗效欠佳，后经人介绍前来诊治。刻下症见：右侧胁肋部胀满，口干，渴欲饮水，无口苦，眠差，纳少，二便调，舌红，苔白，脉弦滑有力。

当时考虑患者右侧胁肋部胀满相当于"胸胁苦满"，加上患者脉弦而有力，考虑为少阳病，予小柴胡汤和解少阳。

患者口干、渴欲饮水、舌红苔白、脉滑而有力，考虑为阳明病，予白虎汤加人参汤。

患者眠差，考虑为少阳阳明之热上冲所致，加用生龙骨、生牡蛎以重镇安神。

处方：柴胡 25g，黄芩 10g，清半夏 10g，党参 10g，生甘草 5g，生姜 10g，大枣 10g，生石膏 30g，知母 15g，粳米 30g，生龙骨 30g，生牡蛎 30g。7 剂，水煎服，日 1 剂。

结果：患者服完 7 剂后，右侧胁肋部胀满较前明显好转，已能右侧躺卧睡觉，口干、渴欲饮水、睡眠较前明显好转。上方继续调理了 14 剂，无明显不适，遂停药。

该患者无明显的口苦、恶心呕吐等其他少阳病的表现，仅以右侧胁肋部胀满的表现为主，根据经方以及六经辨证的精髓"但见一症便是"，诊断为明确的少阳病，予柴胡剂加减从而快速取效。

【笔者医案 21】陈某，女，35 岁。主诉：间断咳嗽 2 月余。2 月前，患者外感后出现发热、恶寒，最高体温 39℃，并伴有咽痛、咳嗽、咳痰，就诊于某医院急诊，服用抗生素以及退烧药，大汗出后，发热逐渐退去，而咳嗽、咳痰始终不缓解。后患者就诊于某中医院呼吸科，予川贝枇杷膏、急支糖浆以及止咳化痰中药疗效欠佳。后经人介绍前来诊治。刻下症见：咽痒，咳嗽，咳痰，痰色白量多，咳嗽时伴有两侧胁肋部胀满，口干，无口苦，纳可，眠可，二便调。舌红，苔薄白，脉弦细滑。

患者就诊时，我特别注意到，患者咳嗽、咳痰时两侧胁肋部胀满明显，可能相当于"胸胁苦满"，但当时我也不太有把握。所以，我看了一下患者既往就诊的记录，特别看了别的大夫开的处方，清一色的止咳化痰药，比如止嗽散加减。唯独没有看到柴胡剂的影子。我想：患者服用了近 2 个月的止咳化痰中药无效，很可能是没有考虑到"胸胁苦满"这一少阳病的重要指征。这也更坚定了我的判断。

于是考虑患者咳嗽、咳痰、痰色白量多、咳嗽时伴有两侧胁肋部胀满、脉弦细为少阳病，予小柴胡汤和解少阳。

咽痒、咳痰，考虑为痰气互结之半夏厚朴汤证。

此外，患者口干、脉滑，加之患者病程日久，容易化热形成阳明病，故加用生石膏清里热，同时加用鱼腥草止咳化痰。

处方：柴胡 18g，黄芩 10g，清半夏 10g，党参 10g，生甘草 5g，生姜 10g，大枣 10g，生石膏 30g，厚朴 30g，茯苓 30g，苏子 15g，鱼腥草 30g。7 剂，水煎服，日 1 剂。嘱忌辛辣、刺激、油腻、甘甜之品。

结果：患者服完 3 剂后，咽痒、咳嗽、咳痰等症状明显缓解，继服 4 剂后，咳嗽时两侧胁肋部胀满较前明显缓解。上方继服 7 剂，咽痒、咳嗽、咳痰、两侧胁肋部胀满消失，无明显不适，病告痊愈。

【笔者医案 22】曾治疗一例胆囊炎的患者，张某，男，31 岁。初诊日期：2011 年 5 月 23 日。主诉：右侧胁肋部疼痛 3 天。3 天前，患者与朋友饮酒，进食辛辣刺激食物后出现右侧胁肋部疼痛，偶有恶心、呕吐，无发热，自服止痛药疗效欠佳。患者拒绝进医院检查治疗，要求中医诊治。刻下症见：右侧胁肋部隐痛，胃脘部有堵塞感，纳差，时有恶心，口干口苦，渴欲饮水，无呕吐，无头痛、头晕，眠差，大便干，3日未行，小便色黄。舌暗红，苔白腻，脉沉弦滑有力。查体：墨菲氏征（＋）。

从患者的症状及体征分析，患者急性胆囊炎的可能性比较大，同时亦不能排除有胰腺炎的可能，因患者为我的朋友，执意要用中医一试。

我对于这样的病例亦没有十全的把握，而且还容易耽误患者的病情，因此，再三叮嘱患者："我只给你开3剂药，假如疼痛缓解了，就再买3剂药继续服用，假如疼痛不能缓解，应立即进医院急诊治疗。"患者表示同意。

患者右侧胁肋部隐痛相当于"胸胁苦满"；胃脘部堵塞感、纳差，相当于"心下急"；时有恶心，相当于"呕不止"。因此患者右侧胁肋部隐痛、胃脘部堵塞感、纳差、时有恶心、口干口苦、渴欲饮水、大便干、小便色黄、苔白腻、脉沉弦滑有力，考虑为少阳阳明合病之大柴胡汤证。

因患者口干、渴欲饮水明显，加用一味生石膏加强清热力量。

因患者大便偏干，加一味芒硝加强清热通腑之功。

患者右侧胁肋部隐痛、舌暗红，考虑有瘀血内停，合用桂枝茯苓丸活血祛瘀止痛。

因患者疼痛明显，加重白芍用量，同时加用一味炙甘草，取芍药甘草汤缓解痉挛疼痛的功效。

处方：大柴胡汤合桂枝茯苓丸加生石膏、芒硝。

柴胡 18g，黄芩 10g，半夏 10g，枳实 15g，白芍 40g，生大黄 10g，大枣 10g，炙甘草 10g，生姜 10g，芒硝 5g，桂枝 10g，茯苓 30g，桃仁 15g，牡丹皮 15g，生石膏 45g（先煎）。3 剂，水煎服，日 1 剂。忌食烟酒、辛辣、刺激、肥甘、油腻、生冷之品。

结果：患者服完 3 剂后，大便已通，右侧胁肋部疼痛亦大减，胃脘部堵塞感亦明显缓解，能进食，恶心消失。继服上方 3 剂，右侧胁肋部隐痛、胃脘部堵塞感消失，已能正常饮食，二便调，眠可，无明显不适，病告痊愈。

该患者当时的处方中虽然没有提到桃核承气汤，但组方中已包括有桃核承气汤之意，因此，临床上不一定拘泥于用哪个方，但其中的病机与症状须与所选的方证对应，即"有是证用是方""有是机用是方"，才能有效。

【笔者医案 23】王某，女，65 岁。主诉：间断咳嗽 4 月余。4 月前，患者无明显诱因出现咳嗽、气短，就诊于北京友谊医院呼吸科门诊。行胸片检查示：双下肺炎，双侧胸水。双肺 B 超示：胸水约 5cm。后患者于该院呼吸科住院治疗，全面检查，排除了肿瘤、结核等疾病，予抗感染、化痰等方法，2周后胸水退去，后患者出院。1月前，患者无明显诱因又出现咳嗽、咳痰，患者担心胸水再产生，要求用中药治疗，经人介绍前来诊治。刻下症见：咳嗽、咳痰，痰色白量少，偶有胸闷，口干，无口苦，乏力，纳少，二便调，舌淡红，苔少，脉弦细滑。

当时考虑患者咳嗽、咳痰、偶有胸闷，相当于"胸胁苦满"，加上脉弦，考虑为少阳病，予小柴胡汤和解少阳。

咳嗽、咳痰、痰色白量少、口干、脉滑，考虑为痰气互结并有化热的倾向，予半夏厚朴汤合麻杏石甘汤，清热化痰止咳。

处方：柴胡18g，黄芩10g，清半夏10g，党参10g，炙甘草5g，生姜10g，大枣10g，厚朴20g，茯苓30g，苏子15g，生麻黄5g，杏仁10g，生石膏30g。7剂，水煎服，日1剂。

结果：患者服完7剂后，咳嗽、咳痰明显缓解，无胸闷表现，口干已不明显，纳食增，乏力较前明显好转。

当时想患者服用有效，而且咳嗽较前减轻，其余症状也缓解，应该"效不更方"，继续服用原方巩固疗效。上方加用鱼腥草30g，加强止咳化痰之功。14剂，水煎服，日1剂。

但不好的结果发生了，患者服完14剂药以后，给我打电话，说又出现了胸闷、气短，按照患者以往的经验，很可能是胸水又产生了。我建议患者行胸腔 B 超检查，后患者又于友谊医院检查，B 超结果示：双侧胸水，厚度约 3cm。结果出来后，家人以及医院的大夫均要求患者住院治疗。

患者坚持先用中药治疗，并征求我的意见，我的意见是先用中药消水，若效果不佳再住院也可。

患者的病情变化使我陷入了沉思，为什么刚开始有效，而且症状都改善了，还突然会出现胸水？是不是患者服完 7 剂后有效，六经的病改变了，不应该用再原方？

带着这些疑问，我重新给患者诊脉辨证。

刻下症见：脉象沉细，弦象已不明显，舌淡红，苔少，胸闷气短，偶有咳嗽，痰少色白，无明显口干，纳可，二便调。

当时考虑患者脉象沉，"沉脉主里，当责有水"，水饮上冲心胸，可见胸闷气短；上冲于肺可见咳嗽。

考虑予小青龙汤合葶苈大枣泻肺汤，温化寒饮并利水。

处方：生麻黄 6g，桂枝 10g，白芍 10g，炙甘草 5g，生姜 10g，大枣 15g，细辛 6g，干姜 10g，五味子 10g，葶苈子 30g。3 剂，水煎服，日 1 剂。因考虑患者胸水变化较大，先开 3 剂以观察疗效。

结果：患者服完 3 剂后，大便偏稀，1～2 日一行，胸闷气短较前好转，没有加重的迹象，患者这个时候更有信心继续治疗。

我又重新给患者诊脉，沉象较前略好转，上方继服3剂。服完3剂后，患者感觉胸闷气短的表现明显缓解，心想胸水应该能部分吸收了。B超结果显示：双肺少量胸水，仅0.3cm。患者看到这个结果非常高兴，以前只要有胸水就住院，每次都需要两三周才能把胸水吸收掉，没想到中药能够在短短五天内就使胸水消失掉。

为什么要提到这个医案？我主要是想提示大家，很多症状貌似是"胸胁苦满"，但并非都是少阳病，还有很多原因，比如水饮内停、水热互结等。

该患者最初的咳嗽、咳痰、胸闷，可能是少阳病，用小柴胡汤加减治疗，少阳病解除了，剩余的就是水饮内停，可是当时没有及时换方，又导致患者胸水再生，归根结底还是没有分辨出"胸胁苦满"的病机来。

这个医案也给我一个教训，就是寒饮、水饮内停的疾患，要慎用柴胡剂。可能柴胡剂专注于治疗半表半里的实热，这时候不仅不能治疗寒饮、水饮在里，反而会加重寒饮、水饮，大家要注意。

为了使大家对"胸胁苦满"一症有更清晰的认识，我特摘录曹颖甫《经方实验录》中的一则医案，以供大家思考。

【曹颖甫医案】张任夫先生，劳神父路仁兴里六号。初诊，二十四年四月四日，心悸，胁下痛，胸中胀，脉来双弦。恙起于半载之前，平日喜运动蹴球，恒至汗出浃背，率不易衣。嗣觉两胁作胀，按之痛。有时心悸而善畏，入夜，室中无灯炬，则惴惴勿敢入，头亦晕，搭车时尤甚。嗳气则胸膈稍舒。夜间不能平卧，平卧则气促，辗转不宁。当夜深人静之时，每觉两胁之里有水声漉漉然，振荡于其间……干呕短气。

水气凌心则悸，积于胁下则胁下痛，冒于上膈则胸中胀，脉来双弦，证属饮家，兼之干呕短气，其为十枣汤证无疑。

炙芫花五分 制甘遂五分 大戟五分

上研细末，分作两服。先用黑枣十枚煎烂，去渣，入药末，略煎和服。

曹颖甫曰：凡胸胁之病多系柴胡证，伤寒太阳篇中累出。盖胸中属上焦，胁下则由中焦而达下焦，为下焦水道所从出。故胁下水道淤塞即病悬饮内痛，而为十枣汤证；胸中水痰阻滞，上湿而下燥不和，则为大陷胸汤证；若胸中但有微薄水气，则宜小柴胡汤以汗之；胁下水气既除，转生燥热，则宜大柴胡汤以下之。可以观其通矣。

3. 诸孔窍疾病，如眼、耳、鼻、头、咽

实热郁于半表半里，它不能入里，也不能出表，只能循孔道往上涌，热冲至眼可见眼干涩、肿胀、疼痛；热冲至

耳可见耳聋、耳鸣、听力下降、外耳溃疡、肿胀、流脓、渗液；实热冲至鼻可见鼻塞、流涕、鼻肿胀；实热冲至头部，可见头晕、头痛；此外，实热冲至淋巴管道，可见双颌下淋巴结肿大疼痛。上面出现的诸孔窍疾患均有少阳病的可能。

【笔者医案 24】曾治疗一例眩晕的患者，赵某，女，32岁。初诊日期：2012 年 3 月 12 日。主诉：反复发作性眩晕 2 月。2 月前，患者无明显诱因出现头晕，重则恶心、呕吐，就诊于某医院神经内科，行头颅 CT 及脑电图检查，均未见异常，当时医生考虑为"梅尼埃病"，予眩晕宁、天麻胶囊等中成药治疗，但疗效欠佳。为求中医治疗，前来诊治。该患者为一大型超市的收银员，平素情绪急躁易怒，现因眩晕而不能正常工作。刻下症见：眩晕，走路、起立或起床时加重，口干苦，胸闷，气短，后背疼痛，乏力，纳少，眠差，二便调。舌淡红，苔白腻，脉沉弦滑。

首先患者口干苦、脉弦、纳少，考虑为少阳病，方选小柴胡汤和解少阳。

眩晕、胸闷、气短、后背疼痛、舌淡红、苔白腻、脉沉细，考虑为水饮内停之证，水饮上冲心胸则胸闷、气短、后背疼痛，相当于"心下逆满、气上冲胸、起则头眩"的苓桂术甘汤证以及"胸痹，胸中气塞，短气"的茯苓杏仁甘草汤证，水饮上冲清窍可见眩晕，相当于"心下有支饮，其人苦冒眩"的泽泻汤。

另外，加一味菊花，清头面之热，《神农本草经》曰："菊花苦、平，无毒。主诸风头眩肿痛，目欲脱，泪出，皮肤死肌，恶风湿痹。"

患者眠差，加用夜交藤、生龙骨、生牡蛎养血、镇惊安神。

综合辨证为少阳病夹水饮。

处方：小柴胡汤合苓桂术甘汤、茯苓杏仁甘草汤、泽泻汤。

柴胡 15g，黄芩 10g，清半夏 10g，党参 10g，炙甘草 5g，生姜 10g，大枣 10g，茯苓 40g，桂枝 10g，炒白术 15g，杏仁 10g，泽泻 30g，夜交藤 30g，菊花 30g，生龙骨 30g（先煎），生牡蛎 30g（先煎）。7 剂，水煎服，日 1 剂。

结果：患者服完药后，症状大减，已能正常工作，未亲自来复诊，打电话诉说病情，服完 7 剂后，眩晕大减，已能正常工作，口干苦、胸闷、气短、睡眠较前好转，纳增，乏力较前好转。嘱患者上方继服 7 剂，眩晕、口苦消失，时有胸闷，气短，纳可，眠可，感觉"身体不错"，暂停服药。

或许会有人问："患者胸闷、气短、眩晕，亦可见于少阳病，这与水饮上冲有何区别？"

其实我初诊时已考虑到了这一点，想单用小柴胡汤，但因患者眩晕明显，小柴胡汤的眩晕可能不会这么严重，再加上患者"舌苔白腻，脉沉弦滑"，故考虑为少阳病夹有水饮，而实践证明辨证思路是正确的。

我想假如单用小柴胡汤会有什么反应？可能亦会有效，但不一定会这么迅速。

【笔者医案 25】曾治疗一例鼻窦炎，鞠某，男，46 岁。初诊日期：2012 年 4 月 5 日。主诉：鼻塞流涕反复发作 5 年。5 年前，患者无明显诱因出现鼻塞、流涕，晨起时有喷嚏，就诊于某医院，诊断为过敏性鼻炎，曾服用鼻炎康、西替利嗪以及众多中成药，疗效欠佳，曾对中西医失去信心，不予治疗。患者的儿子因面部痤疮于我院就诊，服药半个月，面部痤疮尽除，患者才在家人的引荐下前来诊治。刻下症见：鼻塞，流清涕，偶有黄涕，时有喷嚏，以晨起明显，口干苦，咽干，偶有头痛，纳少，眠可，二便调。舌红，苔薄黄，脉弦滑。

患者鼻塞、流清涕、时有喷嚏、偶有头痛，考虑为太阳病。

患者口干、偶有黄涕、舌红、苔薄黄、脉滑，考虑为里热之阳明病。

另外，患者口苦、咽干、纳差、脉弦，考虑为少阳病。

方选小柴胡汤和解少阳，麻杏石甘汤解表清里热，另外加用辛夷花、苍耳子、白芷宣通鼻窍，桔梗、连翘、桃仁清热排脓。

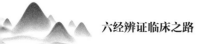

综合辨证为太阳少阳阳明合病。

处方：小柴胡汤合麻杏石甘汤加桔梗、连翘、辛夷花、苍耳子、白芷、桃仁。

柴胡 15g，黄芩 10g，清半夏 10g，党参 10g，生甘草 5g，生姜 10g，大枣 10g，生麻黄 8g，杏仁 10g，生石膏 45g（先煎），桔梗 30g，白芷 15g，辛夷花 10g，苍耳子 10g，连翘 30g，桃仁 15g。7 剂，水煎服，日 1 剂。嘱忌食辛辣、刺激、甘甜、生冷之品。

结果：患者服完 7 剂后，鼻塞、流涕较前好转，头痛、晨起喷嚏已消失，口干苦、咽干好转，纳食增。继服 7 剂后，鼻塞、流涕大减，诸症减轻，鼻炎已不影响工作及生活。

或许会有人问："患者是过敏性鼻炎，是过敏性体质，与过敏物有关，中药怎么会有效呢？"

患者过敏确实与过敏物有关，但是患者的体质处于过敏状态是内因。西医认为患者体质是过敏性体质，而中医认为患者体内是有里实热、痰热、湿热、水饮、寒湿、阴虚火旺、气虚、血虚、阳虚等状态，事实也证明，只要调整了患者的内环境，绝大多数的过敏反应是可以改善的。

4. 脉弦

这个大家比较熟悉。肝胆之气郁滞不畅多出现弦脉，弦脉为少阳病之主脉，但因夹邪之不同，临床上可见弦细、弦滑、弦紧、沉弦等脉象。弦脉在诊断少阳病方面具有重要的作用，但需要与其他少阳病的诊断标准相结合。特别是在无证可辨或症状较少的时候，脉诊的地位尤其重要。

【笔者医案 26】曾治疗一例失眠的患者，女性，26 岁。主诉：间断失眠半年。半年前，患者因为朋友去世，伤心悲痛，后出现失眠，入睡困难，每晚仅睡 2～3 小时，患者服用枣仁安神液、酸枣仁膏等中成药，疗效欠佳，后又服用过安定，因害怕其成瘾性，不敢再服。经人介绍，前来诊治。患者就诊时告知除了失眠，什么症状都没有。我先摸了患者的脉象，脉象弦细，重按无力。舌淡红，苔薄白腻。

我推断患者为肝气不舒的少阳病，加上患者是悲伤过度所致，应该有口干或口苦，脉细重按无力，考虑可能有肝气犯胃的情况，患者应该存在食纳少、偶有腹胀的症状。但患者可能过度关注失眠一症，而忽略了其他的症状。

当时我就根据患者的脉象，诊断为少阳病，予小柴胡汤加夜交藤。7 剂，水煎服，日 1 剂。

结果：患者服完 7 剂后，睡眠较前明显好转，原来每天能睡 3 小时左右，现在可睡 5～6 小时。上方加减继服14 剂，已能正常入睡，无明显不适，遂停药。

总之，这四个标准要灵活掌握，综合评估，有时候只需其中一个或两个标准，有时候四个同时都要有，大家在临床上应注意。

下一步咱们就讲为什么少阳病会这么多？一个柴胡剂能打遍天下，为什么？主要是因为临床上无论是外感还是内伤，也无论何种病机，如实寒、实热、气滞、血瘀、水湿痰饮、食积，都可以转化为少阳，都可以与少阳病共存，由于篇幅的关系，仅给大家列举一个湿热内蕴与少阳共存的病例，少阳病与其他病机的关系，我会在其他章节进行举例说明。

【**笔者医案 27**】李某，女，46 岁，初诊日期：2011 年 4 月 20 日。主诉：间断头晕心慌 3 月。患者既往有高血压病史，血压波动较大，高压波动在 110～160mmHg，低压波动在 70～110mmHg。3 月前，患者无明显诱因出现头晕、心慌，住院后复查生化、甲功等均未见异常，血压波动大亦未明确原因，为求中医治疗前来诊治。刻下症见：头晕、心慌、胸闷气短、眼干、口干口苦、渴欲饮水、腰酸、腿沉腿肿、膝关节疼痛、乏力、烦躁、眠差、纳差、偶有腹胀满、大便调，舌淡红，苔黄腻，寸脉沉，关尺略弦滑。

首先这个患者舌淡红、苔黄腻及脉沉滑，考虑患者湿热内蕴。湿热上冲心胸及清窍，故可见头晕、眼干、心慌、胸闷、气短、口苦、脉弦。

当时考虑口苦、胸闷、脉弦为阳明病，没有考虑到少阳病。

湿热内阻中焦，故可见纳差、腹胀；湿热下注，故可见腰酸、腿沉、腿肿、膝关节疼痛。

处方：三仁汤合四妙散加菊花、生石膏。

杏仁 10g，白蔻仁 10g，生薏苡仁 30g，厚朴 30g，清半夏 10g，滑石 30g，通草 10g，淡竹叶 10g，苍术 10g，黄柏 10g，川牛膝 30g，菊花 30g，生石膏 30g。7 剂，水煎服，日 1 剂。

我当时对这个病例信心十足，患者湿热内蕴这么明显，给他用清热利湿的药，应该会有效的，而且有效率应该在 80% 以上。

结果完全出乎我的意料，患者服药后口干口渴、胸闷气短等症状如前，没有明显改善。

后来我又仔细考虑，这位患者口干、口苦、脉弦，虽然是湿热内蕴导致的，但已不是单纯的湿热内蕴的阳明病了，而是部分湿热内蕴的阳明病转化到半表半里的少阳病。所以，我觉得除了有湿热内蕴的阳明病之外，还有少阳病的存在。因为病人的大便基本正常，于是就在前方的基础上加上小柴胡汤。

处方：小柴胡汤合三仁汤、四妙散加菊花、生石膏。

柴胡 25g，黄芩 10g，党参 6g，生甘草 5g，生姜 10g，大枣 10g，杏仁 10g，白蔻仁 10g，生薏苡仁 30g，厚朴 30g，清半夏 10g，滑石 30g，通草 10g，淡竹叶 10g，苍术

10g，黄柏 10g，川牛膝 30g，菊花 30g，生石膏 30g。7 剂水煎服，日 1 剂。

结果：患者服了 7 剂药以后，胸闷气短、头晕、眼干等症状明显好转，腰酸、腿沉、关节疼痛也明显好转，睡觉明显改善，吃饭也较以前增加。以上方为基础调理一个月左右，病情比较平稳，而且血压波动也基本正常，高压在 120 ～ 140mmHg，低压在 70 ～ 90mmHg。

这个病例是有口干、口苦、脉弦、胸闷气短（类似于胸胁苦满）等少阳病的表现，我开始未予关注，导致了误诊。可见，少阳病在临床上的重要性。

【笔者医案 28】赵某，女，49 岁，初诊日期：2012 年 5 月 10 日。主诉：乏力纳差 2 周。2 周前，患者因饮食不节及劳累，渐出现乏力、纳差，晨起眼皮肿，前来诊治。刻下症见：乏力，纳差，口干口苦，无渴欲饮水，晨起眼皮肿，至午后逐渐消失，腿沉腿肿，二便调，舌淡红，苔白腻，脉弦细滑。

当时考虑患者口干口苦、纳差、脉弦为少阳病，方选小柴胡汤和解少阳。患者舌苔白腻、腿沉腿肿、乏力、脉细滑考虑为湿热内蕴、湿热下注之阳明病，合用四妙散清热利湿。又因患者晨起眼皮浮肿，相当于是风水证，又选用越婢加术汤。

处方：小柴胡汤合四妙散、越婢加术汤。

柴胡 18g，黄芩 10g，清半夏 10g，党参 5g，生甘草 5g，生姜 10g，大枣 10g，苍术 10g，黄柏 10g，川牛膝 30g，生薏苡仁 30g，生石膏 30g，生麻黄 5g。7 剂，水煎服，日 1 剂。

当时认为辨证准确无误，用药又符合方证对应原则，应该会有效，但是结果又出乎我的意料。

患者服用第 1 剂药后就出现了胃脘痞满不适、饮食难下的情况，其他症状也没有明显改善，遂来复诊。

当时考虑患者有舌苔白腻、脉弦细滑的症状，三焦湿热比较明显，又合并有口干苦、脉弦的少阳病，但是少阳病为次，不是最主要的。所以这个时候用上和解少阳的柴胡剂，反而不利于湿热的排泄。所以就会出现胀满、痞满感。

后来就把小柴胡汤去了，用三仁汤合四妙散、越婢加术汤。

处方：杏仁 10g，白蔻仁 10g，生薏苡仁 30g，厚朴 30g，清半夏 10g，通草 10g，滑石 30g，淡竹叶 10g，苍术 10g，黄柏 10g，川牛膝 30g，生石膏 30g，生麻黄 5g，生甘草 10g，生姜 10g，大枣 10g。5 剂，水煎服，日 1 剂。

结果：患者服完 5 剂药以后，诸症大减，食纳增，胃脘痞满消失，口苦、晨起眼皮肿消失。舌苔由白腻转为薄白，患者症状明显缓解，病告痊愈。

　　下面我们总结一下这两个医案，湿热证在临床上是比较常见的，合并少阳的机会也比较多。既有少阳，又有湿热内蕴，有时候是需要单治少阳的，若合用清热利湿法治疗，可能效果会不好；有时候需要以少阳病为主，清热利湿为辅，这时若仅治疗湿热证，不治疗少阳病，可能效果也不会不好；有时候需要和解少阳与清热利湿同时用。这个度的"拿捏"，大家需要在临床上细细体会，经历多了，思考多了，慢慢就会有感觉了。现在大家心里要有一根"弦"，就是湿热证与少阳病哪个比较明显，就首先考虑哪个。湿热证明显，先治湿热证；若合并少阳，少阳症状明显，单治以少阳为主；假如二者都比较明显的话，一般可以同时治疗。

　　上面就是我要和大家分享的少阳病的诊治体会，少阳病在临床上较为常见，甚至有"百病多兼少阳"一说，因此，大家一定要多关注一下少阳病。少阳病的实质、判断标准和具体方药都要细细体会，我这也是抛砖引玉，希望大家在以后的临床上能有新的发现和突破。

四、太阴病辨证指南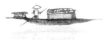

（一）太阴病的定义

《伤寒论》第273条提到了太阴病的提纲证："太阴之为病，腹满而吐，食不下，自利益甚，时腹自痛。若下之，必胸下结硬。"《中医诊断学》教材认为太阴病证为"脾阳虚弱，寒湿内生，以腹满而痛、不欲食、腹泻等为主要表现的虚寒证候"。而且教材认为太阴病可由寒湿之邪直接侵犯脾胃而成，亦可因三阳病治疗失当，损伤脾阳所致。脾阳虚弱，寒湿内生，气机阻滞，故腹满时痛；脾失健运则食纳减少；寒湿下注则下利；寒湿犯胃，胃失和降，故见呕吐；阳虚而失于温煦，故四肢欠温；脾阳虚弱，鼓动无力，故脉沉缓或弱。

根据提纲证的描述，我们一般都认为太阴病是脾阳虚弱，在我们用六经理论体系划归《方剂学》教材中的方剂时发现，单纯用脾阳虚弱的太阴病很难归类一些气虚、血虚、气血亏虚、寒湿内蕴的方剂。当时考虑气虚、血虚、气血亏虚、寒湿内蕴之类的方剂总体上偏虚，病位上不在表，也不在半表半里，只能归入病位在里的虚证。

有一种实热性质的阳明病病位在里，也就是里阳证，那么除了里阳证的阳明病，其余的就是里阴证的太阴病。因此，最终我们对太阴病定义为：太阴病属于里阴证，即除了"里实热之阳明病"之外的里证，具体包括虚寒、水湿、实寒、血虚、气虚在里。

里虚寒的常用代表方为理中汤、四逆汤等；水湿在里的常用代表方为五苓散；实寒在里的代表方为大黄附子汤；里血虚的代表方为当归芍药散、胶艾四物汤；里气虚的代表方为厚朴生姜半夏甘草人参汤等。

临床上需要对里气虚和里虚寒进行鉴别。一般认为里气虚是指元气亏虚，即气的推动、固摄、防御、气化等功能减退，或脏腑组织的机能减退，以气短、乏力、神疲、脉虚等为主要表现的虚弱证候，其临床表现多为气短声低，少气懒言，精神疲惫，体倦乏力，脉虚，舌质淡嫩，或有头晕目眩、自汗，动则诸症加重。而里虚寒多是指体内阳气亏损，其温养、推动等作用减退，以畏寒肢冷为主要表现的虚寒证候，其临床表现多为畏寒，肢冷，口淡不渴，或喜热饮，或自汗，小便清长或尿少不利，大便稀薄，面色㿠白，舌淡胖，苔白滑，脉沉迟无力，亦可兼有神疲，乏力，气短等气虚的表现。

我在临床上区别里气虚和里阳虚最主要的标准就是大便的稀溏与否，大便稀溏多为阳虚，大便尚调多为气虚，治疗的方剂亦是主要根据大便的稀溏与否来进行选择。

为了便于大家理解太阴病中气虚和阳虚的差别，我给大家举一个医案。

【**笔者医案 29**】王某，女，35 岁。主诉：胃脘部胀满隐痛 1 月余。1 月前，患者因饮食不慎，贪食生冷及辛辣之品，逐渐出现胃脘部胀满，偶有隐痛，伴有纳少，自服胃苏颗粒等中成药，疗效欠佳，经人介绍前来诊治。该患者就诊时，我起初想单纯通过脉诊和舌诊来判断一下患者的病机。该患者左右手脉象均较沉，尤其双手关部脉沉弱无力，同时还伴有舌淡红，苔薄白。

通过脉诊和舌诊，我认为患者可能有脾胃虚弱，于是就问患者的脾胃情况，患者反映她的脾胃非常不好，吃多就腹胀，稍微吃得不舒服就胃脘疼痛。

刻下症见：纳少，腹胀，偶有胃脘部隐痛，口干，嘴唇干裂，但是不欲饮，晨起咽部不适，有痰，无口苦，二便调，三部脉皆沉，尤其关部沉细无力，舌淡红，苔薄白。

该患者纳少、腹胀、偶有胃脘部隐痛、口干、关脉沉细无力、舌淡红、苔薄白，考虑为太阴病无疑。

但治疗上还是需要考虑策略的。我考虑患者目前有三个方面的问题需要逐步解决，也就是"走一步看三步"。

首先，该患者目前以纳少、腹胀、胃脘部隐痛为主诉，而且是近期才出现的，因此，这些症状是要首先考虑解决的。

患者纳少、腹胀、胃脘部隐痛，大便调，未见腹泻，说明里虚寒的程度并不是很重，可以排除理中汤及附子理中汤，考虑为小建中汤方证。

患者腹胀满明显，在小建中汤的基础上加用陈皮以消胀除满。

处方：桂枝10g，白芍30g，炙甘草10g，生姜15g，大枣10g，饴糖40g，陈皮20g。7剂，水煎服，日1剂。忌食辛辣、刺激、生冷、油腻之品。

结果：患者服完5剂后，胃脘胀满隐痛消失，食纳增，二便调，咽部仍有痰，晨起咳痰明显。

其次，患者晨起咽部不适、有痰，考虑为脾胃虚弱，无力运化痰湿，从而导致痰气互结，痰气互结的症状也需要近期解决。

患者纳少、腹胀、胃脘部隐痛等脾胃症状缓解以后，仍有晨起咳痰，咽部不适，舌淡红，苔薄白，脉沉细无力。

考虑为痰气互结之半夏厚朴汤证，因患者咽部不适，加用桔梗汤化痰止咳，用半夏厚朴汤合桔梗汤。

处方：清半夏10g，厚朴30g，茯苓40g，生姜15g，苏子15g，桔梗15g，生甘草5g。7剂，水煎服，日1剂。

结果：患者服完7剂后，晨起咳痰、咽部不适较前明显缓解，上方继服7剂，咽部不适感消失。

再者，患者能够出现前面的症状，核心的病机是脾胃虚弱，因此，最后的治疗应该是以调理脾胃为主。

患者胃脘部胀满隐痛以及咽部不适均已减轻。为防止其症状复发，针对脾胃虚弱的核心病机，以调理患者脾胃为主，处方以平胃散合厚朴生姜半夏甘草人参汤治疗。

上方调理2周，无明显不适，遂停药。

（二）太阴病的诊断标准

前面提到了太阴病的实质内涵，根据临床经验和个人体会，我将太阴病的标准定为以下四个方面：①大便偏稀；②胃脘部胀满；③畏寒、肢冷、疼痛；④脉沉弱无力。

1. 大便偏稀（稀溏）

（1）里虚寒

里虚寒导致脾胃运化无力，水谷不别，故见大便稀溏。里虚寒是指脾胃或脾肾阳虚，并不包括气虚。《伤寒论》第273条太阴病的提纲证中提到"太阴之为病，腹满而吐，食不下，自利益甚，时腹自痛"。太阴病可见到"自利"，也就是大便稀溏，这里的太阴病多是指脾胃阳虚或脾肾阳虚，治疗上多用理中汤或四逆辈治疗。

这里需要将脾胃阳虚、脾肾阳虚与脾胃气虚进行区分。

教材中一般认为大便稀溏是脾胃虚弱，也就是脾胃气虚。脾胃气虚，多导致运化失职，水湿不运，故多见纳少、腹胀满，大便多为正常，或偏稀，或干稀不调，或先干后稀，只有饮食生冷或饮食不节损伤脾阳后才出现大便稀溏。脾胃气虚的治疗多用厚朴生姜半夏甘草人参汤或平胃散或四君子汤治疗。

【笔者医案30】张某，女，45岁。主诉：大便稀溏3月。3月前，患者无明显诱因出现大便稀溏，3～4次/日，未予治疗。刻下症见：口干，无口苦，纳少，乏力，大便稀溏，3～4次/日，稍微饮食偏冷大便稀溏遂加重，舌淡红，苔薄白，脉沉弦滑，重按无力。既往有糖尿病、高血压病史。生化检查示：肝功能升高，AST 105 U/L，ALT 89 U/L。

该患者初诊时给我的第一印象就是太阴病，大便稀溏、稍微饮食偏冷大便稀溏遂加重、纳少、乏力、舌淡红、苔薄白，无明显口苦，脉重按无力，都是典型的太阴病，应予理中汤温中止泻。

但患者脉象沉弦滑，重按无力，似乎并非单纯的太阴病，考虑有少阳病的存在，予小柴胡汤和解少阳。所以，该患者综合辨证为少阳太阴合病。

用方上可以考虑治疗少阳病和太阴病的处方，比如柴胡桂枝干姜汤。

因患者太阴病比较明显，柴胡桂枝干姜汤治疗下寒的力量比较弱，遂考虑用理中汤温中止泻，加用炮姜增强温中之功。

针对患者少阳病，用小柴胡汤和解少阳，而且小柴胡汤中党参、半夏、生姜、炙甘草、大枣又有健胃之功。

处方：小柴胡汤合理中汤加炮姜。

柴胡15g，黄芩8g，清半夏10g，党参10g，炙甘草10g，生姜10g，大枣15g，苍术10g，干姜5g，炮姜10g。7剂，水煎服，日1剂。忌食油腻、辛辣、生冷之品。

结果：患者服完7剂后，大便稀溏明显好转，1～2次/日，纳食增，乏力好转，后以理中汤加减调理2周，大便正常，遂停药。

（2）里实热

里实热包括阳明腑实证、湿热下注、食积内停。

阳明腑实证的大便稀溏多为"热结旁流"，燥屎内积，邪热迫津下泄，则泻下青黑色恶臭粪水，同时可见小便色黄，舌质红，苔黄厚腻或黄燥，治疗上多用大承气汤。

湿热下注大肠，可见泻下急迫，泻而不爽，肛门灼热，

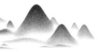

大便色黄而臭，小便色黄，舌红，苔薄黄腻或黄腻，脉滑数，治疗上多用葛根芩连汤。

宿食内停，导致肠道传化失司，大便稀溏，还可见脘腹痞满、舌苔厚腻，脉滑，治疗上多用保和丸加减。

为了大家更好地了解里实热导致的大便稀溏，我摘录了两则曹颖甫《经方实验录》中的医案：

【曹颖甫医案2】徐左，美亚十厂。六月十二日。小便已，阴疼。乃治之不当，服某种丸药，以致大便日滞，小便转数，阴疼如故，足腿酸，上及背脊俱酸。胃纳不减，阙上略痛，右脉滑大。

小便已，阴疼，此本大肠燥气，熏灼膀胱，《伤寒论》所谓宜大承气汤之证也。胃纳不减者，阳明燥气用事也。阙上略痛，阳明余热为病也。右脉滑大，仍宜大承气汤。惟虚者不可重虚，姑宜葛根芩连汤加绿豆，以清下陷之热，而兼消丸药之毒。

葛根一两五钱　淡芩三钱　川连一钱　绿豆一两　生草一钱

姜佐景按：吾师所谓小便已阴疼，宜大承气汤者，义详《伤寒发微》。本汤之加绿豆，与葛根汤之加粳米，有异曲同工之妙。

曹颖甫曰：予用此方不过因热利而设，初未尝有退一步想，然亦何尝非退一步想也。小便已阴疼，原属当下之证，设非经西医妄下，何至不用硝黄。此与佐景加硝黄于本方中者适得其反。固知治病用药，当观其通，墨守成方，直土木偶人耳。

【曹颖甫医案3】李孩，疹发未畅，下利而臭，日行二十余次，舌质绛，而苔白腐，唇干，目赤，脉数，寐不安。

宜葛根芩连汤加味。

粉葛根六钱　细川连一钱　淮山药五钱　生甘草三钱　淡黄芩二钱　天花粉六钱　升麻钱半

李孩服后，其利渐稀，痧透有增无减，逐渐调理而安。

姜佐景按：湘人师兄亦在红十字会医院，屡遇小孩发麻疹时下利，必治以本汤，良佳。又有溏泄发于疹后者，亦可以推治。

麻疹之利属于热者，常十居七八，属于寒者，十不过二三，故宜于葛根芩连汤者十常七八，宜于理中汤或桂枝人参汤者十不过二三。一或不慎，误投汤药，祸乃立至，可不畏哉！

今人每以葛根芩连汤证之利为协热利，实则葛根芩连汤证之利虽属热性，仲圣并未称之为协热利，至桂枝人参汤证之寒性利，反称之为协热而利。盖协热者，犹言夹表热也，此不可不知。

曹颖甫曰：表未解者，必不汗出，盖利不止而脉促为表未解。表未解者，宜葛根汤。利不止而喘汗，为表病入里，则宜葛根芩连汤。脉促为脉紧变文，前于《伤寒发微》中已略申其旨。固知葛根芩连汤惟已经化热者宜之耳。

惟其化热者宜之，而舌苔白腐，唇干目赤，乃无乎不宜，不惟热利为然也。

【笔者医案31】曾治疗一例腹泻的患者，安某，男，29岁，初诊日期：2011年8月4日。主诉：腹痛腹泻1周。1周前，患者因饮食不节出现腹痛，腹泻，5～6次/日，自服黄连素、整肠生以及头孢抗生素，疗效欠佳。1周来，患者仍伴有食纳差，乏力，为求中医治疗前来诊治。患者既往体健，否认慢性病史。刻下症见：腹泻，3～4次/日，上腹部隐痛，口干，口苦，渴欲饮水，纳差，乏力，眠可。舌红，苔薄黄，脉弦滑。

该患者口苦、纳差、脉弦，考虑为少阳病，方选小柴胡汤和解少阳。

口干、渴欲饮水、腹泻、腹痛、乏力、舌红、苔薄黄、脉滑，考虑为里湿热之阳明病，方选葛根芩连汤清热利湿，同时加用生石膏加强清热力量。

处方：小柴胡汤合葛根芩连汤、生石膏。

柴胡15g，黄芩10g，半夏10g，党参10g，生姜10g，大枣10g，葛根15g，黄连6g，生石膏30g（先煎）。5剂，水煎服，日1剂。忌食辛辣、刺激、生冷、油腻之品。

结果：患者服完 2 剂后，腹痛、腹泻较前明显好转，大便 1～2 次/日，纳食增，乏力好转，继服 3 剂，腹痛、腹泻消失，纳可，无明显不适，病告痊愈。

或许有人会问："该患者单用葛根芩连汤可以吗？"该患者里热明显，假如加大黄芩、黄连用量，用到 10g 左右，应该会有效，可能没有合上小柴胡汤和生石膏的效果好。

葛根芩连汤见于《伤寒论》第 34 条："太阳病，桂枝证，医反下之，利遂不止，脉促者，表未解也；喘而汗出者，葛根黄芩黄连汤主之。"本太阳病桂枝汤证，医不用桂枝汤以解外，而用下药以攻里，遂使邪热内陷而下利不止。如果脉见促象，则可知表证仍在。又见喘而汗出，为热蒸壅逆，宜以葛根黄芩黄连汤主之。由此可见，葛根芩连汤可用于纯里实热之泄泻，亦可以用于湿热内蕴兼有表不解之太阳阳明合病。

（3）寒热错杂

大便稀溏除了见于单纯的里虚寒或里实热外，临床更多见于寒热错杂证。而且寒热错杂型的大便稀溏往往持续时间比较久，病情亦多复杂。

临床上治疗寒热错杂型大便稀溏的方剂有柴胡桂枝干姜汤、半夏泻心汤、乌梅丸等。其实寒热错杂型的大便稀溏已属于厥阴病的范畴，这部分的内容将在厥阴病篇进行详细介绍。

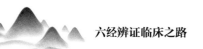

2.胃脘部胀满

（1）里虚寒

里虚寒导致胃脘运化无力，多会伴有胃脘部胀满，纳少，舌淡红或淡白，苔薄，脉沉细，重按无力等症状。

脾胃气虚亦可见胃脘部胀满，治疗上可根据患者大便情况选择合适的方子。

假如患者大便稀溏，考虑为脾胃阳虚或脾肾阳虚，可与理中汤或四逆辈。

假如患者大便尚调，考虑为脾胃气虚，考虑予厚朴生姜半夏甘草人参汤或平胃散或四君子汤治疗。

【笔者医案 32】曾治疗一例胃脘部胀满的患者，张某，女，69 岁。主诉：胃脘部胀满反复发作 1 年余。1 年前，患者无明显诱因出现胃脘部胀满，纳少，总感觉腹部有一横向的突起，就诊于某三甲中医院消化科，行腹部 B 超、腹部 CT 以及胃镜、肠镜检查均未发现异常，服用中药汤剂及中成药，均疗效欠佳，后经人介绍前来诊治。刻下症见：纳少，胃脘部胀满，腹部有一条横向的突起，口干，口苦，眠差，舌暗红，苔白少津，脉弦滑，重按无力。患者看养生节目，然后对照着自己的症状，自认为是脾胃气虚，最近一直在用生黄芪、枸杞泡水喝。

首先患者口干、口苦、脉弦滑，考虑为少阳病。

纳少、胃脘部胀满、腹部有一条横向的突起、脉重按无力，考虑为脾胃气虚，运化无力，水饮内停所致。

患者有个非常明显的特征就是腹部有一条横向的突起，类似于枳术丸方证，《金匮要略·水气病脉证并治》第30条："心下坚，大如盘，边如旋盘，水饮所作，枳术丸主之。"因此，可以考虑予枳术丸行气化饮，加用陈皮、厚朴加强行气消胀之功。同时，患者失眠，加用首乌藤以养血安神。

处方：小柴胡汤合枳术丸加厚朴、陈皮、首乌藤。

柴胡 25g，黄芩 10g，清半夏 10g，党参 10g，甘草 5g，生姜 10g，大枣 15g，枳实 15g，生白术 30g，厚朴 30g，陈皮 30g，首乌藤 30g。7 剂，水煎服，日 1 剂。

结果：患者服完 7 剂后，胃脘部胀满、腹部有一条横向的突起明显减轻，纳食增，失眠已较前好转，上方调理 2 周，胃脘部胀满、腹部有一条横向的突起消失，纳眠可，二便调，口干口苦消失，无明显不适，遂停药。

（2）里实热

里实热导致胃肠积热，胃气不能下降，气逆而上，出现胃脘部胀满，可伴有腹痛，便秘，舌红，苔黄，脉滑而有力，治疗上常用的方剂为大柴胡汤、承气汤等。

【笔者医案 33】刘某，男，63 岁。主诉：纳少腹胀 3 月余。3 月前，患者无明显诱因出现腹胀，纳少，偶有反酸，胃气上逆，胃脘部隐痛，就诊于某中医院消化科，行胃镜检查，结果显示为慢性浅表性胃炎，Hp（-），服用抑酸药物及健脾益气中成药，反酸、胃脘部隐痛症状消失，仍时有腹胀、纳少。经人介绍前来诊治。刻下症见：纳少，腹胀，时有胃气上逆，口干，偶有口苦，二便调，舌暗红，苔薄黄，脉弦滑有力，关脉重按无力。

该患者口苦、口干、舌暗红、苔薄黄、脉弦滑有力，考虑为少阳病。

纳少、腹胀、胃气上逆，关脉重按无力，考虑为太阴病。

在诊断该患者太阴病的时候，我有些迟疑，因为少阳病的代表方小柴胡汤中本身就有党参、半夏、炙甘草、生姜、大枣，这些药物就是治疗太阴病的，说少阳病中包含有太阴病，这样理解起来就非常绕弯，而且也不利于我们临床的运用。

我们再看有些医家治疗肝胆火盛之少阳病的时候，多采用柴胡、黄芩、龙胆草治疗，并没有用小柴胡汤中的党参、半夏、炙甘草、生姜、大枣等药物。那么为什么我们治疗少阳病的时候会经常用小柴胡汤，将柴胡、黄芩与党参、半夏、炙甘草、生姜、大枣合用？

因为我们在诊断少阳病的时候往往合并有太阴病，用上党参、半夏、炙甘草、生姜、大枣疗效会更好。

假如患者太阴病不明显，而我们在用了小柴胡汤时加上党参、半夏、炙甘草、生姜、大枣，反而会使患者出现上火、咽痛的症状。

因此，我们在诊断少阳病而运用小柴胡汤的时候，一定要判断患者是否有太阴病，不能见到口苦、咽干、目眩等少阳病就用小柴胡汤，这样并非真正意义上的方证对应。

因此，我根据该患者纳少、腹胀、胃气上逆，关脉重按无力，诊断为太阴病。

治疗上我也是多采用"走一步看三步"的方法，目前患者为少阳太阴合病，而且以太阴病为主。第一步先治疗少阳太阴合病，并以治疗太阴病为主；第二步以治疗少阳病为主；第三步调理一下脾胃即可收工。

治疗上针对患者少阳太阴合病，予小柴胡汤和解少阳，同时还可以健脾益气。因患者太阴病的表现明显，而且较重，我考虑单纯使用小柴胡汤里面的党参、半夏、炙甘草、生姜、大枣并不能快速有效地治疗纳少、腹胀、胃气上逆之太阴病，因此，我在小柴胡汤的基础上加用了旋覆代赭汤，加强其健脾益气降逆之功，加用陈皮、厚朴加强其理气消胀之功。

处方：小柴胡汤合旋覆代赭汤。

柴胡 18g，黄芩 10g，清半夏 10g，党参 10g，炙甘草 10g，生姜 10g，大枣 15g，旋覆花 10g（包煎），代赭石 10g，陈皮 20g，厚朴 30g。7 剂，水煎服，日 1 剂。嘱患者

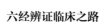
忌辛辣刺激、油腻生冷的食物。

结果：患者服完 7 剂后，纳少、腹胀满减轻，胃气上逆消失，舌暗红，苔薄白，脉弦滑有力，关脉仍重按无力。

患者胃气上逆消失，纳少、腹胀明显减轻，太阴病明显缓解，患者仍偶有口苦、口干、脉弦。此时患者以少阳病为主，处方以小柴胡汤和解少阳、健脾益气，同时合用厚朴生姜半夏炙甘草人参汤理气消胀。

处方：柴胡 15g，黄芩 10g，清半夏 10g，党参 10g，炙甘草 10g，生姜 10g，大枣 15g，厚朴 15g。14 剂，水煎服，日 1 剂。

结果：患者服完 14 剂后，口干、口苦消失，脉象由弦滑有力转为和缓脉象，而且关脉此前的重按无力已变为明显有力。已能正常饮食，无明显不适，嘱患者忌辛辣刺激、油腻生冷的食物，遂停药。

（3）寒热错杂

胃脘部胀满除了见于单纯的里虚寒和里实热外，也可见于寒热错杂的厥阴病，具体辨证用药要在厥阴病篇进行详细介绍。

3. 畏寒、肢冷、疼痛

（1）里虚寒

里虚寒导致体内外恒定的温差发生改变，从而出现畏寒、肢冷，同时里虚寒导致筋脉拘急，出现周身关节疼痛，治疗上可用附子汤、四逆汤治疗。

为便于大家认识太阴病导致的畏寒、肢冷、疼痛，我向大家举一例吴佩衡医案。

【吴佩衡医案1】杨某，男，32岁。患者在昆明某医院诊断为：慢性血栓性静脉炎。建议手术治疗，患者改服中药，求治于吴氏。刻下症见：双下肢小腿部血管胀痛，皮色发青，双足冰冷，终日不能回温，稍多走路，则足软无力，胀痛难忍，步履维艰。舌质含青，夹有瘀斑瘀点，脉沉迟而涩。

证属阳气内虚、寒凝血瘀、血脉不通。治宜温肾助阳、行瘀通络。

处方：四逆汤加味。

附子80g（开水久煎），干姜30g，桂枝50g，细辛10g，伸筋草10g，桃仁10g，红花8g，甘草8g。2剂，水煎服，日1剂。

二诊：患者初服药后，胀痛更甚，再服觉痛麻兼作，患者疑之，遂来复诊。

吴氏告知，此乃阳药温化运行，行瘀通脉之效果，再服无妨。

照原方去桃仁加羌活9g，白芷9g。2剂，水煎服，日1剂。

结果：患者服药后，疼痛渐除，双足回温。在原方基

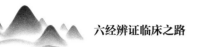

础上加减散寒除湿活络之剂调治之，数剂而痊愈。

（2）里实热

患者体内有痰热、湿热、肝火上炎等里实热的表现，亦可表现为畏寒、肢冷、身痛。这里的畏寒、肢冷、身痛，并非太阳病或太阴病，而是患者机体内热明显，导致机体恒定的温差改变所致。《伤寒论》原文中记载了很多类似的条文，比如第 168 条："伤寒病，若吐、若下后，七八日不解，热结在里，表里俱热，时时恶风、大渴、舌上干燥而烦、欲饮水数升者，白虎加人参汤主之。"第 169 条："伤寒无大热、口燥渴、心烦、背微恶寒者，白虎加人参汤主之。"这两条原文中提到了"时时恶风"和"背微恶寒"，都是里实热导致的内外温差改变所致，只需治疗里实热即可。

4. 脉沉弱无力（关脉沉细重按无力）

关脉的部位多对应人体的脾胃，尤其是右侧关脉。

里虚寒，导致脾胃虚寒或气虚，脾胃运化无力，出现关脉部沉细，重按无力，多伴有畏寒、乏力、纳少、腹胀满，大便调或稀溏。

【笔者医案 34】曾看过一例患者，女性，42 岁。初诊时根据脉诊，右侧关脉细，重按无力。

我判断患者脾胃受损。患者诉平日晨起一杯凉白开，还要喝凉酸奶，平素喜食辣椒等刺激之品。我在给患者号脉之前，患者自认为脾胃各方面都不错。可是我让患者仔细想想有无脾胃不舒服的时候，患者说胃脘部时有胀满，而且还有反酸的表现。

我告诉患者这就是脾胃受损的表现，建议患者忌口，并停止晨起饮用凉白开和凉酸奶的习惯。1周后，患者脾胃未再有胀满、反酸的表现。

（三）太阴病的临床运用

当我们面对病情复杂、寒热错杂的患者无从下手的时候，或采用常规寒热共调的方法疗效欠佳时，我们可以选择"单刀直入"的方法，从太阴里虚寒入手，选用重剂量的温阳药物，有时候会收到意想不到的效果，但前提是一定要保证药物的用药安全。

此外，要重视太阴病的合病。太阴病也有兼证，有其他经证的合病，临床上要仔细分析判断。

【笔者医案35】曾治疗一例失眠的患者，姜某，女，53岁。主诉：失眠1年余。1年前，患者因母亲死于肝癌，情绪抑郁，加之自己有慢性病毒性肝炎，害怕自己也会得肝癌，精神紧张，后逐渐出现失眠。患者曾就诊于某三甲医院，行生化全项、乙肝DNA检测、乙肝纤维化四项等检测，均显示正常。由于紧张，服用某医师的中药9个月，每次处方中均有酸枣仁200g，熊胆粉10g，重楼15g，7剂中药的费用在1500元左右。初诊时我通过望诊发现患者面色晦暗，有瘀斑，患者诉只要一出门，面部必须涂抹很厚的粉油。脉诊时，患者脉沉细无力，特别细，几乎摸不到。舌淡暗，苔薄白。患者服用中药9个月了，面色和脉象始终没有明显改善，而且睡眠也是似睡非睡。刻下症见：口干，偶有口苦，失眠，纳可，稍微吃多一点就会有腹胀，上逆难受，乏力，（自认为脾胃可以，其实服用寒凉药物已致脾胃虚寒虚弱）。面色昏暗，有瘀斑，舌淡暗，苔薄白，脉沉细无力，特别细。

患者口干、偶有口苦，考虑为少阳病。

腹胀、舌淡暗，脉沉细无力，考虑为脾胃气虚之太阴病。

予小柴胡汤和解少阳，而且小柴胡汤中的半夏、党参、炙甘草、生姜、大枣可以治疗脾胃气虚之太阴病。

此外，患者目前最难受的症状是失眠，伴有口干，舌淡暗，脉细，其病机一方面是由于少阳病和太阴病所致，另一方面则是脾胃虚弱日久导致的血虚血瘀，以及津液亏虚，所以我合上酸枣仁汤养血生津化瘀，并加用夜交藤、生龙骨、生牡蛎镇静安神。

处方：小柴胡汤合酸枣仁汤加夜交藤、生龙骨、生牡蛎。

柴胡 18g，黄芩 10g，清半夏 10g，党参 10g，炙甘草 10g，生姜 10g，大枣 15g，酸枣仁 15g，茯苓 40g，川芎 10g，知母 10g，夜交藤 30g，生龙骨、生牡蛎各 30g。7 剂，水煎服，日 1 剂。

结果：患者服完 7 剂后，纳少腹胀明显减轻，睡眠亦好转，上方为主加减调理了 1 个月，口苦消失，纳食增，无腹胀，脉象由沉细无力转为沉细有力，而且面部昏暗之色亦较前好转，现在出门已不用涂抹粉油。

下面我举 2 例吴佩衡先生的医案，以飨读者。

【吴佩衡医案 2】王某，男，32 岁。牙龈出血已久，牙床破烂，龈肉萎缩，牙摇松动，且痛而痒，屡服滋阴降火之品无效。现症见：不思水饮，舌质淡，苔白滑，脉息沉弱入里。

证属脾肾气虚，无力统摄血液以归经，治宜扶阳以镇阴，固气以摄血，方用潜阳封髓丹加味。

处方：附子 60g（开水久煎），砂仁 20g，炮黑姜 26g，肉桂 10g（研末泡水兑入），焦黄柏 6g，炙甘草 10g，龟甲 13g。4 剂，水煎服，日 1 剂。

结果：患者服药 1 剂后血全止，服完药后痛痒若失。再进 10 剂后，牙肉已长丰满，诸症痊愈。

【吴佩衡医案 3】孙某，男，36 岁。患者受寒感冒，服辛凉解表银翘散 1 剂，旋即牙痛发作，痛引头额，夜不安

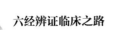

寐，其势难忍。刻下症见：牙龈肿痛，齿根松动，不能咬合，以致水米不进，时时呻吟，舌尖红，苔薄白而润，脉虚数无力。

证属表寒误服辛凉，寒邪凝滞经络，里阳受损，虚火上浮。治宜宣散经络凝滞，引火归元，纳阳归肾，方用潜阳封髓丹加味。

处方：附子 45g（开水久煎），龟甲 9g，肉桂 9g（研末，泡水兑入），砂仁 9g，细辛 5g，白芷 9g，蜂房 6g，生姜 12g，甘草 9g。3 剂，水煎服，日 1 剂。

结果：患者服药 1 剂后牙痛减轻，夜能安寐，再服则疼痛渐止，2 剂服毕，牙龈肿痛痊愈。

五、少阴病辨证指南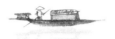

（一）少阴病的实质

在学习胡希恕老师和冯世纶老师独特的经方理论体系过程中，一开始我对少阴病一直没有很好的理解。因为胡老和冯老的经方体系对少阴病的认识与教材差别很大，观点上的跨度也非常大。

《中医诊断学》教材中指出：少阴病证指伤寒病变后期，全身阴阳衰惫，以脉微细、但欲寐为主要临床表现的证候。少阴病证的病位主要在心肾。病性从阴化寒为少阴寒化证；从阳化热则为少阴热化证。

少阴寒化证指心肾阳气虚衰，阴寒独盛，病性从阴化寒，以畏寒肢冷、下利清谷等为主要表现的虚寒证候。阳气衰微，阴寒内盛，失于温养，故见无热恶寒、但欲寐、肢厥；肾阳虚，火不暖土，脾胃纳运升降失职，故下利清谷、呕不能食；若阴盛格阳，则见自觉身热而反不恶寒，面色赤；心肾阳虚，鼓动无力，则脉微细。

少阴热化证指心肾阴虚阳亢，病性从阳化热，以心烦不寐、舌尖红、脉细数等为主要临床表现的虚热证候。邪入少阴，从阳化热，热灼真阴，水不济火，心火独亢，侵扰心神，故心中烦热而不得眠；阴亏失润，则口燥咽干；阴虚而阳热亢盛，故舌尖红、脉细数。

上述教材所提六经的概念，与我对六经的概念理解相差较大。所以，下面要做"对比式"论述。教材中提到的少阴寒化证和热化证与我眼中六经体系的其他经有交叉，比如教材中提到的少阴寒化证，即心肾阳气虚衰阴寒独盛，其实是我眼中"太阴病之里虚寒证"，而教材中提到的少阴热化证，即心肾阴虚阳亢，其实是我眼中"太阴病之里虚热证"和"里实热阳明病"的合病。

胡希恕老师认为六经的实质是八纲，首次提出少阴病的实质为表阴证，或许有人会问："所谓的表阴证如脉微细、但欲寐、恶寒无热，不就是太阴里虚寒证吗？"它与太阴病如何区别？（注：我眼中的太阴病，是指除"里实热之阳明病"之外的里证，当然，最常见的是里虚寒型太阴病，故如下太阴病多指里虚寒太阴病，当然，也有少数例外，亦可指里实寒太阴病）

118

其实，这个问题也使我困惑了很长一段时间，后来才慢慢有点体会。前面已经讲了六经辨证要靠临床症状，太阴病的临床表现多为下利、呕吐、腹痛、口中和等里虚寒证，而少阴病多表现为恶寒、身痛、无发热或低热、脉沉细等表阴证，也可以说少阴病有里虚寒的一面，但患者临床症状仅表现为表部的虚寒证，就为单纯的少阴病。假如患者既有恶寒、身痛、无发热或低热、脉沉细等表阴证，又有下利、呕吐、腹痛、口中和等里虚寒证，这时辨证应为太阴少阴合病。临床上麻黄附子细辛汤可以治疗单纯的少阴病，也可以治疗太阴少阴合病。

（二）少阴病和太阴病的治疗有何区别

太阴病治疗多采用温阳散寒的方法，方选用四逆汤、理中汤，药物多为附子、干姜、炙甘草、党参等温而不走的药物；而少阴病治疗多采用温阳发表的方法，方选麻黄附子细辛汤、麻黄附子甘草汤，药物多选用附子、细辛、生麻黄等温散之品。

（三）少阴病的诊断标准

经过深入思考和临床体会，我把少阴病诊断标准归纳为：①脉沉细无力；②恶寒、恶风，汗出，低热或无低热；③周身关节疼痛；④鼻塞、流涕。

1. 脉沉细无力

虚寒在表，鼓动无力，就会出现脉沉细无力，同时还伴有恶寒，或畏寒，汗出，或无汗，身痛，乏力等症状。

太阴病的脉沉细无力与少阴病的脉沉细无力如何鉴别？

二者均可见沉细无力的脉象。太阴病可见大便稀溏、恶寒、畏寒，少阴病也可见明显的恶寒、畏寒，多伴有周身疼痛，但大便往往是正常的。

【笔者医案36】孙某，女，36岁。腰腿疼痛1年余。初诊日期：2012年4月12日。主诉：腰腿痛1年余。1年前，患者无明显诱因渐出现腰腿疼痛，受寒及劳累后加重，因疼痛未影响患者正常工作及生活，未予重视。近日患者渐出现腰腿疼痛加重，平时休息时亦疼痛，经人介绍前来诊治。刻下症见：腰痛，双下肢疼痛，时左时右，并有窜痛，口中和，平素手脚凉，恶寒，纳可，二便调，舌淡红，苔白，双侧脉沉细无力。

患者腰腿疼痛、恶寒、舌淡红、苔白、脉沉细无力，考虑为少阴病。患者四逆（手脚凉），故用当归四逆汤合麻黄附子细辛汤以治疗少阴病。患者苔白，考虑里有寒湿，亦阻滞气机，会加重四逆。同时患者时有双下肢窜痛，气滞证确凿。故上方合用四逆散以理气化湿。因患者腰痛、腿痛明显,加一味鸡血藤,养血活血、通络止痛。综合辨证为少阴病。

处方:当归四逆汤合麻黄附子细辛汤、四逆散加鸡血藤。

生麻黄8g,附子10g,细辛6g,当归15g,白芍20g,桂枝10g,通草10g,柴胡15g,枳实10g,炙甘草5g,鸡血藤30g。7剂,水煎服。

结果:患者服完3剂后,腰腿疼痛较前已明显好转,又继服4剂后,腰腿疼痛大减,双下肢窜痛消失,手脚渐温,乏力较前好转。双侧沉细无力脉渐有力。继服四逆散合当归四逆汤加减7剂善后,无不适。

2.恶寒、恶风,汗出,低热或无低热

【**笔者医案37**】曾治疗一例"周身恶寒、腿肿"的患者,王某,女,66岁。初诊日期:2011年7月10日。主诉:周身恶寒、腿肿2年。2年前,患者无明显诱因出现周身恶寒、腰痛,正值三伏天亦厚被、厚衣,外用各种膏药,服用中西药疗效欠佳,经人介绍前来诊治。刻下症见周身恶寒,感觉有凉风从骨头缝里面透出,正值三伏天亦从来不敢吹风扇、空调,腰痛,双下肢无力,腿肿、腿沉,时有头晕,无口干、口苦,二便调,舌红,苔薄黄腻,脉弦滑有力。患者既往有高血压病史,服用降压药,血压亦不稳,时有头晕。

患者周身恶寒，感觉有凉风从骨头缝里面透出，正值三伏天亦从来不敢吹风扇、空调，腰痛，考虑为少阴病（表虚寒之表阴证）。患者头晕，考虑为里有寒饮上冲所致。考虑为桂枝芍药知母汤，加一味细辛，有合麻黄附子细辛汤之意，加强温阳通络之功。另外，患者腿沉、腿肿、双下肢乏力、舌红、苔薄黄腻，考虑为湿热下注之四妙散证。又因患者患病日久，且有腰痛，加一味鸡血藤，活血通络。

处方：桂枝芍药知母汤合四妙散、麻黄附子细辛汤加鸡血藤。

桂枝 10g，白芍 30g，知母 30g，苍术 10g，附子 10g（先煎），荆芥 10g，防风 10g，生麻黄 8g，细辛 5g，黄柏 15g，川牛膝 15g，生薏苡仁 30g，鸡血藤 30g。7 剂，水煎服，日 1 剂。

结果：患者服完 7 剂后，周身恶寒、腰痛减轻，骨头缝透凉风、头晕消失，腿肿、腿沉好转。后又继服上方 7 剂，周身恶寒、腰痛、腿肿、腿沉消失，病告痊愈，血压亦趋于平稳。

有人会提出疑问，既然你把桂枝芍药知母汤和麻黄附子细辛汤都归入少阴病，均有身体疼痛的症状，那么这两者的差异点何在？

桂枝芍药知母汤多用于周身多关节疼痛之少阴病，以疼痛为主，恶寒症状较轻；而麻黄附子细辛汤多用于恶寒、脉沉细为主的少阴病，以恶寒为主，疼痛症状轻微。

假如患者口干渴、舌红苔薄黄，可合上四妙散加生石膏；假如患者口苦、胸胁苦满，可合上小柴胡汤。

我在临床中还见到过很多没有把握住方剂的大方向而出现沉痛教训的案例。

【笔者医案38】多年前我曾诊治一例脑梗死的患者，男，54岁。患者症见左侧肢体活动不利，口干、口苦，头痛，乏力，纳差，大便略干，1～2日一行，恶寒，舌暗红，苔黄腻，脉沉细滑。

初诊医生根据患者恶寒、脉沉细，辨证为少阴病，用大剂量的麻黄附子细辛汤加上丹参、桃仁、牡丹皮等活血化瘀药，结果患者不但饮食更少，而且还出现了恶心、呕吐。

二诊时医生就用了法莫替丁注射液、泮托拉唑注射液抑酸。当时患者出现了大便干，4～5日一行，二诊医生予患者麻仁润肠丸、四磨汤均无效，后又给患者灌肠才把大便通出来。

等我接诊这个病人的时候，已经是三诊了。经过仔细诊断后，我和前两诊医生的思路有所不同。

首先该患者口干、口苦，纳差，大便干，舌暗红，苔黄腻，脉沉细滑，考虑是阳明腑实证夹有瘀血，应该用大

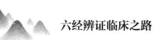

柴胡汤合桂枝茯苓丸加生石膏。

有人说："患者恶寒，脉沉细，有没有可能是少阴病呢？"因为一诊医生如此辨证并用药，毫无疗效，故我排除了患者少阴病的可能。

结果患者服完我所开的中药后，大便即通畅，纳食增，乏力好转，左侧肢体活动不利较前好转遂出院。

或许有人会问："患者恶寒，脉沉细难道不是少阴病吗？一诊医生难道辨证有误吗？"

我认为首先患者恶寒是因为里实热之阳明腑实证加重，与外界温度有温差才导致了恶寒，并非是少阴病之表虚证。

另外，患者脉沉细是因为患者阳明腑实证夹有瘀血内结，故脉象表现为沉细，亦不是虚证。

事实上，临床上还有很多类似的病例，只要患者乏力，很多人不分辨是湿热所致，还是阳明腑实证、太阴寒湿等证所致，就认为是气虚，统统加上黄芪补气。只要患者腰痛、腰酸，就认为是肾虚，不是用独活寄生汤，就是用六味地黄丸、金匮肾气丸等。这些教训值得我们反思。

无论从理论上还是在临床上，我们必须对方剂及辨证的大方向有准确把握，才不至于误治。

3. 周身关节疼痛

我在临床上把少阴病即表阴证的理论广泛应用于"疼痛"的治疗上。为了方便大家理解少阴病的实质，列举本人的一则医案，以达到举一反三的效果。

【**笔者医案 39**】曾治疗一例双手关节疼痛的患者，陈某，女，34 岁。初诊日期：2011 年 2 月 15 日。主诉：双手关节疼痛 2 月余。2 月前，患者无明显诱因出现双手关节疼痛，以晨起为著，伴有酸胀痛，就诊于某医院风湿免疫科，查类风湿因子、ANCA 及抗中性粒细胞抗体谱均未见异常，为求中医治疗前来诊治。刻下症见：双手指间关节疼痛，感觉有凉气从关节缝隙流出，遇凉水或受凉后疼痛加重，晨起感觉关节有酸胀不适，手脚怕凉，偶有头晕、恶心，胸闷气短，大便干，2 日一行，纳可，眠可，舌淡红，苔少，脉沉细，重按无力。

该患者以双手指间关节疼痛为主诉，我首先想到了治疗"诸肢节疼痛"的桂枝芍药知母汤。《金匮要略·中风历节病脉证并治》第 8 条："诸肢节疼痛、身体尪羸，脚肿如脱，头眩短气，温温欲吐，桂枝芍药知母汤主之。"但实际上还得靠别的四诊资料来核实是否为桂枝芍药知母汤证，或有合并其他方证的可能性。

患者双手指间关节疼痛，感觉有凉气从关节缝隙流出，遇凉水或受凉后疼痛加重，晨起感觉关节有酸胀不适，手脚怕凉，舌淡红、苔少、脉沉细重按无力，考虑为表虚寒之少阴病。

还有，患者有头晕、恶心、胸闷气短，与原文中的

"头眩短气、温温欲吐"完全符合。当时心里非常兴奋，这个病不就是按照《金匮要略》原文得的吗？应该是典型的桂枝芍药知母汤证。

但桂枝芍药知母汤中"头眩短气、温温欲吐"的病机是什么？与该患者的病机是不是一致？还需要进一步核实。原文中的"头眩短气、温温欲吐"是由于里虚寒寒饮内停，寒饮上冲所致。

而该患者关节疼痛、遇冷加重、手脚怕凉、舌淡红、苔少、脉沉细无力，考虑表有虚寒，里亦有虚寒，里虚寒致寒饮内停，寒饮上冲致头晕、恶心、胸闷气短，与原方中的病机相符，可以用桂枝芍药知母汤。

另外，该患者还有大便干一证，此大便干并非是里实热之阳明腑实证，而是里虚寒所致里实寒证，考虑为大黄附子汤证。《金匮要略·腹满寒疝宿食病脉证并治》第15条："胁下偏痛，发热，其脉弦紧，此寒也，以温药下之，宜大黄附子汤。"

故综合辨证为少阴太阴合病。

处方：桂枝芍药知母汤合大黄附子汤。

桂枝10g，白芍10g，知母20g，炙甘草5g，生麻黄5g，防风10g，苍术10g，附子10g（先煎），细辛3g，生大黄3g。7剂，水煎服，日1剂。

结果：患者服完第1剂药后，即感觉双手关节疼痛缓解，大便已通，手脚渐温。继服完上方 7 剂，双手关节疼痛消失，手脚怕凉，头晕、恶心症状消失，胸闷气短一证明显缓解，大便已通，脉象亦较前略浮且有力，病告痊愈。

或许会有人问："桂枝芍药知母汤中的知母是什么功效？"

第七版《中药学》教材中认为知母苦、甘、寒，具有清热泻火、生津润燥之功，在本方中治疗表虚寒与里虚寒之证似乎有些不妥。但原方中为何要配伍知母呢？因为经方多取材于《神农本草经》，很多药物的源头还要查阅《神农本草经》。《神农本草经》曰："知母主消渴热中，除邪气肢体浮肿，下水，补不足，益气。"《神农本草经》中提到了知母"主消渴热中"与现代的中医教材相符，而后面的"除邪气肢体浮肿，下水，补不足，益气"可能就是该药在方中的功效了。

一味中药有很多种功效，并非在一个方子中能发挥所有的功效，而是看它所配伍的药，假若知母与生石膏配伍，那肯定就是清热生津润燥了；假若与麻黄、附子、苍术、细辛等温性药物配伍，那可能就是发挥"除邪气肢体浮肿，下水，补不足，益气"的作用了。这一点还需要大家在临床上细细体会。

【笔者医案 40】曾治疗一例"双手关节疼痛"的患者，陈某，女，52 岁。初诊日期：2011 年 7 月 12 日。主诉：双手关节疼痛 3 月。3 月前，患者无明显诱因出现双手关节疼痛，就诊于某医院，行生化、风湿常规、ANCA 及 ANA 抗体谱检查，均未见异常。行腰椎正侧位检查示：腰椎骨质增生。予补益肝肾中成药，效欠佳，为求中医治疗，前来就诊。刻下症见：右手第二指指间关节，左手第三指指间关节疼痛，腰痛，下半身恶寒，上半身阵发性汗出，烦躁，无明显的口干渴，无口苦，舌暗红，苔薄白，右脉沉细滑，左脉弦滑有力。

患者双手关节疼痛、腰痛、下半身恶寒、右脉沉细滑考虑为表虚寒之少阴病。因患者"周身多关节疼痛"且以小关节疼痛为主，考虑为桂枝芍药知母汤方证。加一味细辛，加强温阳通络之功。另外，患者上半身阵发性汗出、烦躁，左脉弦滑有力，且患者又处于更年期，考虑为实热、虚热并存的竹皮大丸证，"妇人乳中虚，呕逆烦乱，安中益气，竹皮大丸主之"。

处方：桂枝芍药知母汤合麻黄附子细辛汤、竹皮大丸。

桂枝 10g，白芍 30g，知母 30g，生麻黄 6g，荆芥 10g，防风 10g，苍术 10g，炙甘草 6g，附子 10g（先煎），细辛 5g，白薇 15g，竹茹 15g，生石膏 30g（先煎）。7 剂，水煎服，日 1 剂。

结果：患者服完 7 剂后，双手关节疼痛消失，阵发性汗出、烦躁消失，口中和，下半身恶寒、腰痛较前明显缓解，但仍有右侧大腿处胀满。

经用四逆散合四妙散加鸡血藤、羌活、独活7剂，诸症已，病告痊愈。

或有人问："患者没有明显的口干苦，为何还要用生石膏、知母？"

答曰：虽然患者没有口干苦，但有阵发性潮热、汗出、脉滑有力，这些都是明显的实热证，故可以用生石膏，与桂枝芍药知母汤中温药配伍并不冲突。方中的知母，并非清实热，与生麻黄、桂枝配伍主要的作用是消肿止痛。

桂枝芍药知母汤见于《金匮要略·中风历节病脉证并治》第8条："诸肢节疼痛，身体尪羸，脚肿如脱，头眩短气，温温欲吐，桂枝芍药知母汤主之。"诸肢节疼痛，即四肢多关节均疼痛，尤其以小关节疼痛为主。身体尪羸，即言身体瘦之甚而关节肿大的样子。脚肿如脱，即言脚肿之甚。头眩短气，温温欲吐，为气冲饮逆的结果，这也是桂枝芍药知母汤的适应证。

桂枝芍药知母汤属少阴病的范畴，常用于周身四肢小关节疼痛、恶寒、脉沉细，伴或不伴有眩晕、气短、呕吐等症状。若恶寒、疼痛明显，可合麻黄附子细辛汤；若伴有口干渴等阳明里热证，可合白虎汤；若有口苦、胸胁苦满、脉弦等少阳病，可合小柴胡汤等。一定要根据患者的具体症状综合辨证，适当加减合方才能取得满意的疗效。

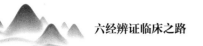

4. 鼻塞、流涕

鼻塞、流涕可见于太阳病，多伴有恶寒、发热、舌淡红、苔薄白、脉浮；少阴病的鼻塞、流涕，多伴有脉沉细无力，恶寒或畏寒，舌淡白，或水滑苔，或胖大齿痕舌。

所述少阴病之"恶寒、恶风，汗出，低热或无低热""周身关节疼痛""鼻塞、流涕"与太阳病类似，但有很大不同。

下面，我们再谈一下少阴病之"疲乏虚劳，少气无力"，与太阴病类似，但亦有很大不同。

【**笔者医案 41**】曾治疗一例腰痛伴有盗汗的患者，王某，男，34 岁。初诊日期：2012 年 4 月 12 日。主诉：腰痛 3 月余。3 月前，患者因房事过频出现腰痛，腿沉，乏力，自认为是"肾虚"，自服六味地黄丸 1 月，疗效欠佳。想通过中医治疗，经人介绍前来诊治。刻下症见：腰痛，腿沉，乏力，汗出，动则明显，轻微恶寒，眠差，纳可，二便调。舌淡红，苔薄白，脉芤，重按无力。

该患者给我最明显的印象就是芤脉，当时给我的第一感觉就是二加龙骨牡蛎汤，心想还得需要其他症状加以验证。

汗出、恶寒、腰痛、腿沉、乏力、舌淡红、苔薄白、脉芤，考虑为少阴病，故确定是二加龙骨牡蛎汤。

另外，患者腰痛明显，在上方的基础上加了桑寄生、杜仲、川断强壮腰膝。

患者眠差，加用炒枣仁、夜交藤养血安神。

处方：二加龙骨牡蛎汤加桑寄生、川断、杜仲、炒枣仁、夜交藤。

桂枝 10g，白芍 10g，生姜 10g，大枣 10g，炙甘草 6g，生龙骨 15g（先煎），生牡蛎 15g（先煎），川附子 6g（先煎），白薇 12g，桑寄生 15g，杜仲 30g，川断 15g，炒枣仁 20g，夜交藤 30g。7 剂，水煎服，日 1 剂。

结果：患者服完 7 剂后，汗出、恶寒、失眠症状好转，腰痛缓解，体力较前增加，上方继服 7 剂，腰痛明显好转，诸症好转，无明显不适，脉象重按有力。

桂枝加龙骨牡蛎汤见于《金匮要略·血痹虚劳病脉证并治》第 8 条："夫失精家，小腹弦急，阴头寒，目眩发落，脉极虚芤迟，为清谷、亡血、失精。脉得诸芤动微紧，男子失精，女子梦交，桂枝加龙骨牡蛎汤主之。"

胡希恕老师根据《小品方》所云："虚弱浮热汗出者，除桂加白薇、附子，名曰二加龙骨汤。"临床上直接用桂枝加龙骨牡蛎汤加白薇、附子，而成二加龙骨牡蛎汤，治疗所谓的"虚劳"。

我在临床上常用二加龙骨牡蛎汤代替桂枝加龙骨牡蛎汤，用于汗出、乏力、腰痛、舌淡白或淡红、苔薄白等症，上述症状并非特异，本方最重要的特异症状是脉象，多是芤脉。临床上见到芤脉，再有上述所谓的虚劳证，均可加减应用。若腰痛明显，可以加用桑寄生、杜仲、川断等温阳强壮药物。

综合以上少阴病的案例，我们可以看出，少阴病是六经辨证中很容易被忽视的经证，它的一些症状与太阳病、太阴病类似，比如太阳病的"鼻塞流涕，恶风恶寒，身体疼痛"，太阴病的"疲乏虚劳，少气无力"等，这就要求我们通过脉诊舌诊和相关的症状，相互印证仔细分别。不能见到脉微细就认为是少阴病，也不能见到恶风恶寒、身体疼痛就归结到伤寒表实证。如果不注意其他经证可能兼有少阴病，往往在治疗其他经证疾病的过程中会出现疗效不佳的现象。

六、厥阴病辨证指南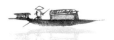

（一）厥阴病为什么难辨？

陆渊雷曾在《伤寒论今释》里面提到："伤寒厥阴篇，竟是千古疑案，篇中明称厥阴病者仅四条，除首条提纲有证候外，余三条文略而理不清。"厥阴病要与厥证相对比，"阴阳气不相顺接"而致的四肢厥冷者，称为厥证。

【笔者医案 42】李某，男，32 岁。主诉：腹胀、大便偏稀 3 年余，加重 1 月。3 年前，患者无明显诱因出现腹胀、大便偏稀，服用香连片、肠胃康等中成药，症状时轻时重。1 月前，患者饮食辛辣后出现腹胀、大便偏稀，服用黄连素、整肠生等药物，大便偏稀有所缓解，但仍腹胀满明显，后患者就诊于某中医院消化科，服用温阳益气之药，症状改善不明显，后患者经人介绍前来诊治。刻下症见：口干、口渴，偶有晨起口苦，腹胀，反酸，偶有胃脘部疼痛，大便质稀，2～3次/日，乏力，下肢怕凉，舌红，苔白腻，脉沉弦。

最初的辨证思路是这样的：该患者偶有晨起口苦、口干、口渴、舌红、脉弦，考虑为上热证；患者腹胀、反酸、偶有胃脘部疼痛、大便质稀、2～3次/日、乏力、下肢怕凉、苔白腻、脉沉，考虑为下寒证。综合辨证为上热下寒之厥阴病。然后再根据患者上热下寒的具体表现选用恰当方证。

现在我是这样辨证的：该患者偶有晨起口苦、口干、口渴、舌红、脉弦，考虑为少阳病；患者腹胀、反酸、偶有胃脘部疼痛、大便质稀、2～3次/日、乏力、下肢怕凉、苔白腻、脉沉，考虑为太阴病。综合辨证为少阳太阴合病，也就是厥阴病。

前后厥阴病的诊断是一致的，但是现在我把厥阴病的内涵更加细化，也就是病机更加细化，这样在处方上的选择也非常灵活，而且针对性也更强。

治疗上我可以选用现成的方子如柴胡桂枝干姜汤，也可以自己用经方组合。治疗少阳之上热，我选用小柴胡汤，治疗太阴之下寒，我可以选择理中汤。

最终我选择了柴胡桂枝干姜汤和解少阳之热，并温下寒。因患者舌苔白腻，考虑痰湿较重，故加用平胃散以增强化湿行气、消胀除满的疗效。因患者下寒明显，加用炮姜以增强温中之功。此外，患者泛酸，加用煅瓦楞以制酸。

处方：柴胡桂枝干姜汤合平胃散加炮姜、煅瓦楞。

柴胡15g，桂枝10g，干姜8g，天花粉10g，生牡蛎10g，黄芩5g，炙甘草5g，生姜10g，大枣15g，苍术10g，厚朴15g，陈皮20g，炮姜10g，煅瓦楞30g。5剂，水煎服，日1剂。忌食辛辣刺激油腻生冷之品。

结果：患者服用5剂，腹胀、反酸消失，大便较前略好转，部分成形，纳食增，诸症减轻。继服7剂，胃脘部不适症状已基本消失。嘱患者饮食清淡，忌食辛辣、生冷、肥甘厚腻之品。

看到这个患者，我就想到了厥阴病的提纲证，《伤寒论》第326条："厥阴之为病，消渴，气上撞心，心中疼热，饥而不欲食，食则吐蛔，下之利不止。"学完了胡希恕先生和冯世纶教授的六经辨证理论体系，特别是冯老对柴胡桂枝干姜汤的发挥，我逐渐明晰了厥阴病的大体实质，冯老认为：寒饮郁于半表半里，既不得出表，又不得入里，郁而化热，故呈现上热下寒之证。寒乘虚以上迫，故有气上撞心、心中疼热的自觉证。蛔虫迫于寒而上于膈，故饥而不欲食、食则吐蛔。寒在半表半里，本不下利，与寒在里的太阴病自利益甚不同，但若下之，则并于太阴病而下利不止。至此，我理解了厥阴病的实质是上热下寒、寒热错

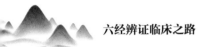

杂，只要是上热下寒、寒热错杂，我就往厥阴病上考虑。

（二）对厥阴病上热下寒、寒热错杂的再认识

最初对厥阴病的认识仅仅局限到上热下寒、寒热错杂，但上热中的热是什么热？实热还是虚热？是少阳病半表半里之热，还是阳明病之里实热？下寒中的寒是虚寒还是实寒？厥阴病既然是上热下寒、寒热错杂，那么与其他经是什么关系？当时根本就没有再往更深的层次去考虑，治疗上也有些模糊，并没有清晰的思路。

当时想厥阴病既然是半表半里的虚寒证，那么上热下寒中的上热应该是少阳病，下寒就是太阴病，代表方剂就是柴胡桂枝干姜汤。临床上遇到少阳病合太阴病，也就是厥阴病，我常用柴胡桂枝干姜汤加减治疗。有时候感觉下寒比较明显，就用小柴胡汤与理中汤或四逆汤合方治疗。后来，我认为少阳太阴合病之厥阴病的代表方除柴胡桂枝干姜汤外，还有小柴胡汤合理中汤或四逆汤。

提到柴胡桂枝干姜汤，难免要谈到小柴胡汤，其最大的差别在于柴胡桂枝干姜汤中含有桂枝、干姜等辛温之药，而小柴胡汤中仅仅是党参、半夏、生姜、炙甘草、大枣等健胃化饮之药。我们一般都认为小柴胡汤是治疗少阳病的，而且是少阳病的代表方。虽然小柴胡汤中的党参、半夏、

生姜、炙甘草、大枣是治疗太阴病的，但我们一般都不把小柴胡汤往少阳病合太阴病上划分。肯定还有不少人会认为这样划分毫无意义，是文字游戏。但我觉得意义重大。

我在临床上发现一种现象，有些大夫用小柴胡汤，小柴胡汤中的药物剂量永远都是一样的，所有病人的药物用量都是不变的。我最初看病处方用小柴胡汤也是这样的，方中的剂量都一样，后来我仔细观察，发现有些患者服用了小柴胡汤会有腹泻，有些患者会有口干、咽痛。

后来我调整了小柴胡汤中柴胡、黄芩的用量，也调整了方中党参、半夏、生姜、炙甘草、大枣的剂量，患者的这些反应就都消失了。

通过总结，我认为每个患者的小柴胡汤证并非是一致的，有些差别还很大。具体体现在柴胡、黄芩的少阳病和党参、半夏、生姜、炙甘草、大枣的太阴病之间的差别，我们要根据患者少阳病和太阴病的表现，对小柴胡汤中药物剂量进行调整。

因此，将小柴胡汤划归为少阳太阴合病的厥阴病，有利于临床上剂量的调整。

此外，一般都认为乌梅丸和泻心汤类方均是寒热错杂的典型代表方剂，冯世纶教授也将这两类方子归入了厥阴病。但乌梅丸、泻心汤类方的寒热错杂与柴胡桂枝干姜汤的寒热错杂还是有区别的。我们知道乌梅丸、泻心汤类方中治疗上热的药物是黄芩、黄连，与柴胡桂枝干姜汤中治疗上热的药物柴胡、黄芩还是有差别的。乌梅丸、泻心汤类方中治疗的上热是阳明病之里实热，而柴胡桂枝干姜汤治疗的上热是少阳病之半表半里实热。因此，这种情况的厥阴病应该是指阳明病合并太阴病。

最后上热下寒、寒热错杂之厥阴病中的上热还包括少阳阳明之热，也就是少阳、阳明、太阴合病。

由此，厥阴病实质即除"半表半里实热证之少阳病"之外的半表半里证，也即寒热错杂、上热下寒，其中热证包括少阳病、阳明病、少阳阳明合病；寒证包括太阴病。

（三）厥阴病的诊断标准

厥阴病其诊断标准：既有里热证包括里实热、痰热、湿热、瘀热、水热互结证，以及半表半里热证；同时又有在里的虚寒、水湿、实寒、血虚、气虚、阳虚证。

（四）厥阴病的临床诊治案例

对于厥阴病，伤寒大家刘渡舟、胡希恕分别有所论述，且让我们看一下他们的医案。

【刘渡舟医案4】患者刘某，男，54岁。患"乙型肝炎",然其身体平稳而无所苦,最近突发腹胀,午后与夜晚必定发作。发时坐卧不安,痛苦万分。刘老会诊经其处,其家小恳请顺路一诊。患者一手指其腹曰:"我无病可讲,就是夜晚腹胀,气聚于腹,不噫不出,憋人欲死。"问其治疗,则称中、西药服之皆无效可言。问其大便则溏薄不成形,每日两三行。凡大便频数,则夜晚腹胀必然加剧。小便短少,右胁作痛,控引肩背疫楚不堪。切其脉弦而缓,视其舌淡嫩而苔白滑。

刘老曰:"仲景谓'太阴之为病,腹满,食不下,自利益甚'。故凡下利腹满不渴者,属太阴也。阴寒盛于夜晚,所以夜晚则发作。"

脉缓属太阴,而脉弦又属肝胆。胆脉行于两侧,故见胁痛控肩背也。

然太阴病之腹满,临床不鲜见之,而如此证之严重,得非肝胆气机疏泄不利,六腑升降失司所致欤?

刘老审证严密,瞻前顾后,肝脾并治,选用《伤寒论》的"柴胡桂枝干姜汤"。

柴胡 16g,桂枝 10g,干姜 12g,牡蛎 30g(先煎),花粉 10g,黄芩 4g,炙甘草 10g。

此方仅服 1 剂,则夜间腹胀减半,3 剂后腹胀全消,而下利亦止。

【按语】

柴胡桂枝干姜汤为小柴胡汤的一个变方，由小柴胡汤减去半夏、人参、大枣、生姜，加干姜、桂枝、牡蛎、花粉而成，用于治疗少阳胆热兼太阴脾寒、气化不利、津凝不滋所致的腹胀，大便溏泄，小便不利，口渴心烦，或胁痛控背，手指发麻，舌红苔白，脉弦而缓等症。本方和解少阳，兼温脾家寒湿，与大柴胡汤和解少阳兼泻阳明胃实，一实一虚，可知少阳为病影响脾胃，需辨其寒热虚实而治之。

在慢性肝胆疾患中，由于长期服用苦寒清利肝胆之药，往往造成脾气虚寒的情况。此时用本方疏利肝胆，兼温太阴虚寒正为相宜。

本方的黄芩用量要少，干姜的剂量稍大。尿少加茯苓，体虚加党参，此方为刘老治疗肝炎疾患的常用之方。

【胡希恕医案】费某，男，46 岁。初诊日期：1965 年 8 月 20 日。1961 年 6 月发现急性黄疸型肝炎，病情反复。近半年来，出现腹胀、腹水，某医院查有食道静脉曲张、脾大，诊断为肝硬化腹水，服西药症状反而加重，而求中医治疗。刻下症见：腹胀甚，胸胁满，纳差，嗳气，头晕目花，口干稍苦，有时鼻衄，舌苔白，脉沉弦滑。

证属血虚水盛，水郁久化热，治以养血利水。

处方：柴胡桂枝干姜汤合当归芍药散加减。

柴胡 12g，桂枝 9g，黄芩 9g，天花粉 12g，干姜 6g，生牡蛎 9g，当归 9g，川芎 9g，白芍 9g，苍术 9g，泽泻 15g，茯苓 12g，生地炭 9g，阿胶 9g。

结果：上药服 14 剂，9 月 4 日复诊，口苦咽干已，鼻衄未作，腹胀稍减。

改服茯苓饮合当归芍药散、五苓散。

茯苓 12g，党参 9g，枳壳 9g，陈皮 3g，苍术 9g，当归 9g，白芍 9g，川芎 6g，桂枝 9g，砂仁 9g，木香 9g，大腹皮 9g，木瓜 9g。

上药加减治疗 5 月余，腹胀、腹满已不明显，下肢浮肿消失，腹水明显减少。

嘱其回原籍继续服药，并加服鳖甲煎丸，以图进一步好转。

【笔者医案 43】曾治疗一例恶寒、腰痛案，刘某，女，46 岁。初诊日期：2011 年 6 月 10 日。主诉：恶寒腰痛 2 月。2 月前，患者无明显诱因出现腰痛、恶寒，就诊于某医院，行腰椎 X 线示：腰椎退行性病变。腰椎 MR 示：腰椎间盘突出症。服用强骨胶囊、盘龙七片等中成药，疗效欠佳，经用推拿按摩及拔罐治疗，能暂时缓解疼痛，但 2 小时后疼痛、恶寒依旧。经朋友介绍，前来进行中医治疗。刻下症见：腰痛，腰以下恶寒、恶风，轻微吹风后腰痛加重，时值夏日，下身仍穿保暖内衣，脚穿厚袜，自身亦不能靠近铁器或墙面，若靠近，就感觉寒气逼身，下肢恶寒，双手小关节疼痛，双侧膝关节疼痛，上半身烦躁、汗出，口干不欲饮，时有胸闷气短，纳可，二便干稀不调，舌红苔白，双手寸关脉弦细滑，尺脉沉细滑。

该患者腰痛、双手小关节疼痛、双侧膝关节疼痛、腰以下恶寒、恶风等症状，为下寒证。胸闷、气短、汗出、烦躁等，为上热证。综合辨证为上热下寒之厥阴病，大便干稀不调，仍是下寒的表现，可考虑用柴胡桂枝干姜汤，清上温下。

因患者腰以下恶寒明显，腰及双手关节疼痛，考虑并非单纯的厥阴病下寒证，有合并少阴病的可能，单用柴胡桂枝干姜汤温下寒的功效可能一般，故合用麻黄附子细辛汤温阳解表，并加用茯苓、苍术，有合肾着汤之意，加强温下寒的功效以治腰痛。

处方：柴胡桂枝干姜汤合麻黄附子细辛汤、肾着汤。

柴胡 15g，桂枝 10g，干姜 10g，天花粉 15g，生龙骨、生牡蛎各 15g（先煎），黄芩 5g，炙甘草 6g，白芍 10g，生麻黄 8g，附子 10g（先煎），细辛 3g，茯苓 30g，苍术 10g，生姜 10g，大枣 10g。5 剂，水煎服，日 1 剂。

结果：患者服完 5 剂后，下半身恶寒、疼痛大减，已能脱掉厚衣，可以靠近金属物及墙面，口干、上半身汗出较前好转。继服上方 7 剂，诸症大减，现能正常活动。

（五）小结

由于厥阴病的寒热错杂，病机复杂，所以厥阴病的诊断与治疗也往往很棘手，有时候要"走一步看三步"，抓主要矛盾，分层次、分步骤，既要兼顾各种症状，又不能眉毛胡子一把抓。

纵观历代医家，对厥阴病的认识也不尽相同，以至于有"千古疑案"之说。

临床上我们要把厥阴病放在整个六经辨证标准体系中去分析、思考，力争准确判断厥阴病发病原因、病机、症状、脉象和对应的治疗方法。

以上是我对厥阴病的一些思考和诊治体会，分享给大家，期待大家对厥阴病认知和治疗上都能有新的提高和收获。